全彩配图版

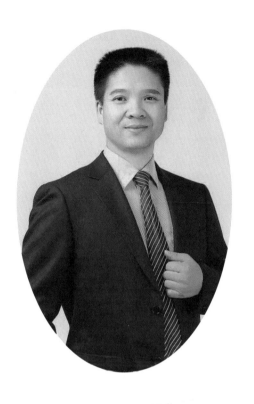

践行录

黄帝内针

（第二版）

赖梅生 著

U0115573

南方医科大学副教授赖梅生博士
精读《黄帝内针》一本好书
践行"易用高效"针治百病

中国中医药出版社
·北 京·

图书在版编目（CIP）数据

黄帝内针践行录 / 赖梅生著 . —2 版 . —北京：中国中医药出版社，2019.9
（2023.12重印）

ISBN 978-7-5132-5635-3

Ⅰ . ①黄…　Ⅱ . ①赖…　Ⅲ . ①针灸疗法　Ⅳ . ① R245

中国版本图书馆 CIP 数据核字（2019）第 132746 号

中国中医药出版社出版

北京经济技术开发区科创十三街 31 号院二区 8 号楼
邮政编码　100176
传真　010-64405721
山东临沂新华印刷物流集团有限责任公司印刷
各地新华书店经销

开本 710×1000　1/16　印张 8　字数 147 千字
2019 年 9 月第 2 版　2023 年 12 月第 4 次印刷
书号　ISBN 978 – 7 – 5132 – 5635 – 3

定价　58.00 元
网址　www.cptcm.com

服 务 热 线　010-64405510
购 书 热 线　010-89535836
维 权 打 假　010-64405753

微信服务号　zgzyycbs
微商城网址　https://kdt.im/LIdUGr
官 方 微 博　http://e.weibo.com/cptcm
天猫旗舰店网址　https://zgzyycbs.tmall.com

如有印装质量问题请与本社出版部联系（010-64405510）

中医传承的"实弹演习"

在中医传承教学过程中，如何简单、快速而准确地判断教学的实际效果？

中国中医药出版社《中医师承学堂》编委会曾组织诸多专家探讨此问题，提出一个解决方案——把老师出诊的医案录像或撰写的医案实录，作为学生"实弹演习"的目标。比如，老师的100个医案，看学生能够独立分析出多少个？

当然，只要思路的大方向正确，就可以判定为"及格"——既可由老师根据教学情况制定判分标准，也可由学生根据自己的解析程度自我评分。

如上思路，已经被《黄帝内针践行录》第一版的很多读者进行了实践。

他们发来热情洋溢的邮件，告知本书中老师的全部医案分为两部分：一部分

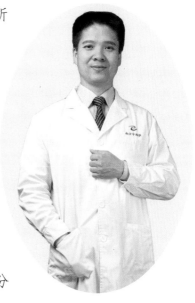

属于常规医案且诊断完整，可以用来测试学生的学习成效；另一部分属于超常规医案（或难度较高，一般学生不易独立解析；或诊断简略，仅仅用于阐释作者观点），可以对学生或读者进行思维拓展。《黄帝内针践行录》堪称学用《黄帝内针》的"实弹演习"基地。

　　根据读者的反馈意见，我们对《黄帝内针践行录》第一版中的部分医案进行了修订。同时，也希望读者给我们提出更多建设性意见，让我们携手建设中医传承的"实弹演习"新模式。

刘观涛

2019 年 7 月 1 日

践行"六经辨证"针灸学派

在针灸各家学说中，当代常用的针灸学术流派大略分为：

1. 经络脏腑派：以经典的经络辨证、脏腑辨证、八纲辨证、气血津液辨证等为辨证特色的针灸学派。

2. 阴阳应象派：以传统的应象理论、河洛易理、五运六气等为辨证特色的针灸学派。

3. 专病专穴派：以"特效穴位、穴证相对"为特色的针灸学派。

4. 生理解剖派：虽基于生理解剖而非中医理论，但临床疗效同样卓著的针灸学派。

在经络脏腑派里，以"六经辨证、易学高效、技术安全"为特色的黄帝内针，当属纯粹的经络辨证针灸学派。"黄帝内针就是不折不扣的六经辨证，而且也许是更为彻底的六经辨证！因为每一针，甚至是每一个心念都不能离开六经。"（《黄帝内针》）

《黄帝内针：和平的使者》在中国中医药出版社出版之后，受到了全国各地医生们的欢迎。相当多的医师读者在熟读此书后，临床疗效得到很大的提升。本书著者、南方医科大学副教授、南方医科大学中西医结合医院副主任医师赖梅生博士，熟读《黄帝内针》一书，体悟内针六经辨证之理，在用"黄帝内针"治疗常见疾病和疑难杂症方面，取得了突出成效。这种传承模式即是《黄帝内针》中所言传承三种路径之一的"文字传承"。中医历史上《脾胃论》《医学衷中参西录》都曾仅靠文字传承就培养了无数临床人才。

当然，作为传承模式更深层面的口耳传承（甚至直接传承），则具有更特殊内涵的师承特色，学生的感受自然不同于单纯的读书学习，其差异就如同在电视上欣赏歌剧直播与在剧场亲耳聆听歌剧演出一样。但我们仍为仅仅通过读书学习而得以提升临床疗效的学习者赞叹。其实，这也是一个学术流派是否臻于成熟的重要标志。只有大量读者能够通过读书学习而掌握此学术流派的应用，才是该学派真正成为一个"学术流派"的标志。

让我们在临床实践中，亲身体验"六经辨证用针灸"的魅力吧。

优秀的针灸医案，一定要详细阐释"凭什么辨证为此经络、此穴位"，辨析过程要像"根据线索来侦破案件"一样娓娓道来，绝不能"干巴巴"地只写出最终结论。若能用文字还原辨证"一闪念"过程的发散思维、猜测尝试、一题多解，则可让针灸医案更富启迪、更具深度。

欢迎每位读者将您自己践行黄帝内针的医案医话，汇集成"六经辨证针灸派"的朵朵浪花。

刘观涛

2017 年 10 月 10 日

投稿邮箱：liuguantao@sina.com（48 小时回复）

自 序

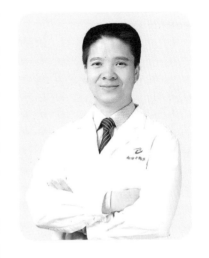

有一天，中国中医药出版社《中医师承学堂》主编刘观涛主任微信联系我，说关注我的微信公众号"扶阳中医赖梅生博士（lmsys2013）"很长一段时间了，里面很多的内针医案写得很不错，他发到一些微信群中，反响很好，希望我能把这些内针实践的医案编辑整理后出版成书。我心动了！

一年来，杨真海传讲、刘力红整理的《黄帝内针》对我影响很大。几乎每天我的背包中都背着这本书，只要有时间我就拿出来看看，临床遇到问题时拿出来查一查。这是四十多年来，我看过最多遍、朗读过至少两遍的一本书！还专门针对这本书做了思维导图笔记。

《黄帝内针》文章中出现的阴阳、同气、同中、信印、针对、守神、导引、四总则、三二一等字眼已然在心中。

短短半年左右的时间，每次门诊我都会见证内针的神奇，有太多惊喜。我喜欢分享，因为我觉得分享是最好的学习，分享能够帮助更多的朋友，也能得到更多朋友的帮助。每一篇内针医案的分享都是个案，没有随机、双盲、对照，但在我心中，每一个案例都有对照，都是双盲，都是随机！

如果没有门诊跟诊，或许你不会相信我的描述。如果你亲眼见到内针治疗的真实案例，你初时会觉得神奇，而后慢慢地你会觉得应该就是这个样子的。疗效不好时，只会提醒自己没有求好同气，还没有学好内针!

　　我如实地记录下我的所见、所思、所想、所做,尽可能再现临床,但读者不可将每个案例的选穴作为一个标准,我更希望读者通过我的案例去分析《黄帝内针》中的一些理论在具体病症中的应用,去思考有没有更好的治疗思路,然后去实践,在实践中总结提高,然后跟我一样去分享。我相信,一年内,你会爱上内针!

　　"黄帝内针"推崇经络辨证(六经辨证),类似于刘渡舟先生"脏腑经络解六经"学派,颇有大宗大派之风。"黄帝内针"的经络辨证,把虚实等八纲气血辨证涵盖其中(正如脏腑经络辨证亦不废虚实寒热、气血津液,只是各有侧重),具有鲜明的学术流派特色。时至今日,我还未得以拜见杨真海、刘力红老师本人,完全是靠精读《黄帝内针》来践行内针,将内针用于临床的内、外、妇、儿各科疾病。大道至简,或许这是我能够通过精读而较好应用内针解决临床问题的主要原因。在临床过程中,我跟随《黄帝内针》一书的指引,不纠结于"提插捻转迎随补泻"等手法,不在病处行针……许多许多的问题,我选择了相信,而不是纠结,选择用"空杯心态",努力去实践,去感悟。所以,一方面,我想告诉全国的医师同行,"黄帝内针"是一种较好的针灸临床体系,我愿意用自己的实践向全国的医生们推荐;另一方面,也提醒大家,这本书只是我自己学习和使用内针的记录,其中很多想法不一定完全符合作者杨真海、刘力红老师的原意(比如我自己摸索出的"加强"针法等)。今后有机会我将专程拜访杨真海、刘力红两位老师,并虚心向他们就诸多细节详细请教。

　　谚云:"人生,得二三知己,足矣。"对于一名中医医师,能够在行医生涯中接触到数种特别优秀的学术体系,是多么幸运!

　　让我们在分享中提高,在相互学习中凝聚力量,在践行中收获信印!

赖梅生

2017 年 9 月 13 日

于广州南方医科大学

我的内针之路

2017年8月27日，我在南京世界中医药学会联合会第8届皮肤科学术年会上分享了"一针止痒止痛"，引发了与会同行对黄帝内针在皮肤科领域应用的广泛兴趣。回广州的高铁上我开始回顾自己学习针灸之路。

在第一军医大学读中医本科时，我开始学习《针灸学》，并且尝试现学现用，最常用的就是针刺内关、合谷、足三里，按压治疗腹痛等。那时掌握了一些基础知识和基本针灸技能，为我后面的学习打下了基础。本科毕业后，我被分配到云南某部队卫生队，开始了军医生涯。

2015年，我开始广泛学习各种针灸学派，决心要把针灸用到我的

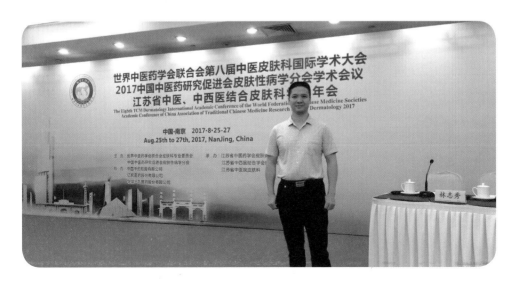

临床上来，提高临床疗效，减轻患者的疾苦。我学习了火针、董氏奇穴等各种针灸方法，根据所学方法去治疗失眠、带状疱疹后遗神经痛等，收到了较好的疗效。

2016年暑假开始，随着针法的熟练，我在临床越来越多运用针灸来辅助治疗一些疾病。只要患者有失眠的情况且不惧针，我都会针上几针，观察疗效。那时常用的是董氏的下三皇、安眠穴、风市、百会等，部分患者效果很好，有的患者会主动要求加针治疗，还介绍一些失眠的患者来找我治疗。平时对于带状疱疹后遗神经痛，我都用火针治疗，效果很好，往往立竿见影。一次，一位女性患者火针后疼痛更明显，我改用董氏针法后收到奇效。这让我信心满满。

在带实习生的过程中，有的实习生是针灸推拿专业的，他们基本功很扎实，跟诊几次后，我就会尝试让他们来扎针。其中有一个学生扎得特别好，开始是按我的方法来扎，慢慢地就让他按照自己的思路去扎，效果很不错。有一次，一个患者左手痛，他只扎了3针就好了。我问他是什么针法，他也不知，说是听了刘力红老师的课，强调针时"左病治右"，因此在右手对应位置下针，竟然即刻见效。后来才知是《黄帝内针》的内容。2016年11月，学生送了我一本《黄帝内针》，开始了我的内针之路。从此一发不可收拾，我开始沉迷于内针的"简单易用速效"，有一种酣畅淋漓的感觉。我爱上了内针，从此每日都在研习，并应用到解决临床问题上去。从最容易的痛症着手，我收获了信印。进一步研习，我开始用内针治疗皮肤科最常见的症状——瘙痒，一针止痒，让我激动万分。于是有了开头说的南京学术会议上的分享。

爱上内针，传承内针，我找到了治病的一种利器，愿和朋友们一起学习进步！

学习内针不难，关键在于你是否相信其理论，能否每一针均遵守"四总则"来处理。"信印"是关键，余下的是不断学习实践与总结提高！

目 录

目 录

目 录

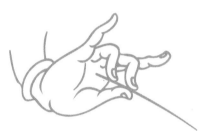

"观其脉证，知犯何逆，随证治之。"

《黄帝内针》四总则：

总则一　上病下治，下病上治；

总则二　左病右治，右病左治；

总则三　同气相求；

总则四　阴阳倒换求。

"考虑到方便和安全的因素，黄帝内针的取穴范围严格地限制在肘膝以下。肘膝以上属于禁针区域。当然，急救可以例外！"

"髋胯肩部等下焦地部的问题，通过'下病上取'，一律都可以从上焦天部的腕踝来解决。"

止痛，我用黄帝内针

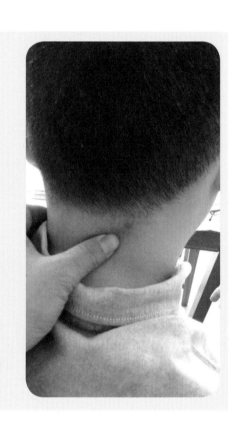

首诊：2017 年 4 月 2 日。男，30 岁，陪爱人来看青春痘。诉右项部疼痛不适两月余。局部有明显压痛（如右图所示位置）。痛处不在正中线，而在正中线偏外，甚至到颈部侧面。舌淡，花剥苔。

1. 三焦经络（三焦同气相求；经络同气相求）

患者右项部疼痛不适，项部为上焦；项部的经络以足太阳、足少阳经为主。

2. 上下左右（上病下治，下病上治；左病右治，右病左治）

无论何处病患，都可在上肢、下肢取穴治疗。上部病患既可在下肢取穴治疗，亦可在上肢取穴治疗；下部病患既可在上肢取穴治疗，亦可在下肢取穴治疗——严格限定在"四肢肘膝以下"，取穴治疗安全性极高，这是黄帝内针的突出优势。

当然，为了患者方便，本人通常优先考虑在上肢取穴治疗。

患者右项部疼痛不适，据"左病右治，右病左治"原则，则在患者上肢的左侧进行治疗。

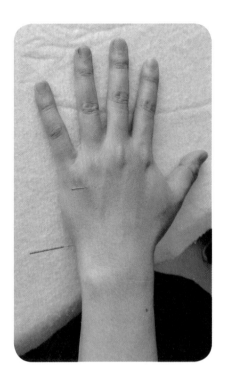

3. 阿是取穴

在患者左侧上肢的上焦（腕关节附近）手太阳经和手少阳经处寻找阿是穴。

左侧手少阳经中渚穴处有明显压痛，先进1针；左侧手太阳经腕骨穴处有明显酸胀感，故再进1针。

＊＊＊ 立竿见影的疗效 ＊＊＊

进针后，立即按压项部疼痛处，患者诉疼痛明显减轻，轻轻按摩患处5分钟，留针10分钟，取针，疼痛消失，患者自觉舒服。

随访： 2017年4月3日快问中医平台随访。患者诉针后至今无疼痛不适！内针神效！

2周后再次随访，患者诉期间未再疼痛。内针疗效确切！

腰痛十余年，三针即见效

赖某，女，36岁。是我老家亲戚，带孩子来看鼻炎。诉腰骶部疼痛已经有十余年，曾在外院检查诊断为腰椎间盘突出症。触摸其疼痛部位，病位在右侧腰骶部，皮下可触及许多小结节，按压时疼痛明显。

1. 三焦经络

腰骶部为下焦，治疗应在上部，如四肢腕踝关节上下；腰骶部经络主要有足太阳膀胱经、督脉。

2. 上下左右

可在上肢或下肢治疗；病位偏右，按内针总则，右病治左，应取左侧穴位。可在左足太阳经或左手太阳经上取穴。

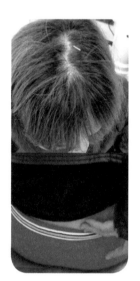

3. 阿是取穴

本计划取手太阳经后溪穴（通督脉），一箭双雕，但当时灵感一闪，病位在腰骶部，《黄帝内针》书中明确提到"百会"一穴主腰骶疼痛（136页），故取百会穴。百会穴按压有明显酸胀，遂即针百会1针。

刚下针，问她感觉如何，她还说很多年的老毛病了，没那么快吧，我让她站起来感觉感觉，她一站起来活动，嘿嘿嘿地对着我们笑说，真的不疼了，这么快呀！是啊，立竿见影！

老乡这下更是不放过任何机会了，主动告诉我右小腿内后侧酸痛不适，位置如右图所示。

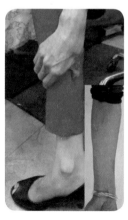

考虑为足太阳经病，下病上取，右病取左，故在患者左上肢手太阳经上求同气。找到对应点阿是穴，即针1

针，下针后自觉小腿疼痛减轻。

留针约 10 分钟，老乡仍觉得小腿有点酸痛。指压痛点偏足少阴经。

故在其左手手少阴经肘关节下方求同气，找到一明显压痛点，再进 1 针。留针 30 分钟后起针。

起针后，患者腰骶部、小腿疼痛不适已然消失，腰骶部只留有轻微按压痛。再次见证内针之神效！

电话随访：2017 年 4 月 15 日晚电话诉针后至今上述疼痛未再出现。2 个月后再次电话随访，诉上述不适未再出现。

按语：

1. 在用内针之前，我对于这些痛症的患者都是转给其他医生诊治的。最近接诊多个身体出现疼痛的患者，往往是 1～3 针即刻见效，自己都觉得不可思议。

今天下午，在南方医科大学顺德校区上课期间，为几位身体有疼痛的学生做了针灸治疗，也是立竿见影。

《黄帝内针》之定穴"三二一"（三即三焦经络、二即上下左右、一即阿是取穴，详见《黄帝内针》）方法真是妙不可言。

也正如杨真海老师所言，内针治疗一种症往往有多种治疗方案或穴位的选择，至于如何选择，我想是每一位医者当下按照内针原则自然做出的。

很多时候针后要立即根据患者症状的变化来评估自己所选穴位是否达到了同气，从而决定是针下一针还是需要调整针的方向。不断在实践中总结，每一针都应在"四总则"的指导下进行，这或许是内针临床疗效快速提高最为重要的方法。

2. 对于"经络（六经）"在"三二一"中到底属于"三"（与三焦部位同类）还是属于"二"（与阴阳左右同类），其实我自己也分别做过不同的分类。早期的时候，我对三二一的分类：三焦部位辨识（三），阴阳经络左右（二），求阿是（一）。后来考虑到，其实六经经络乃是"三二为六"，既有三的属性，也有二的属性。两种分类方式均无不妥。后来，中国中医药出版社刘观涛先生与我进行学术交流：上下左右（阴阳）均属于执两用中，三焦经络均属于同气相求，还是把三焦与经络并列（而非经络与阴阳左右并列），或许更方便读者的阅读与应用。于是，我最终对三二一的分类：三焦经络（三）、上下左右（二）、阿是取穴（一）。

带状疱疹疼痛

　　首诊： 2017 年 4 月 2 日。男，70 岁许，左侧头部耳周带状疱疹 2 日。左侧头部足少阳胆经及手少阳三焦经循行部位见稀疏水疱（如下图所示），米粒大小，伴有明显刺痛。二便调，纳可，舌淡红，苔白微腻，脉弦。

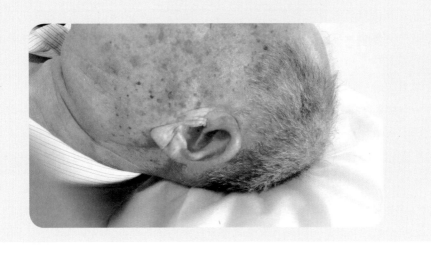

　　1. 三焦经络

　　病位在左侧头部。头部患病，为上焦；头侧为少阳经循行部位。经诊查，皮损主要分布在左足少阳胆经与左手少阳三焦经位置。

　　2. 上下左右

　　患者左侧头部患病，可在上肢或下肢的右侧取穴治疗。

　　3. 阿是取穴

　　在右侧上肢或下肢的上焦手或足的少阳经处寻找阿是穴。即：于右侧手腕附近的手少阳经上寻找阿是穴；于右侧足踝附近的足少阳经上寻找阿是穴。

当然，可以参考《黄帝内针》给出的更方便的指南——"头手足经络（同气）"，头两侧的少阳，对应上肢上焦手部穴位是中渚，对应下肢上焦足部穴位是足临泣。

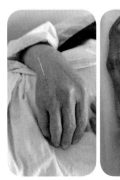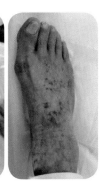

先针右手少阳经中渚穴，然后嘱患者关注患处疼痛，很快患者感觉疼痛明显减轻。

过数分钟，患者疼痛基本消失。但左侧头部足少阳胆经所过处仍有一处明显疼痛。

于是，在右足少阳胆经上面找到足临泣（相对左侧，有明显胀痛感），遂进1针。

留针20分钟，中间不行针，不求针感。取针时，疼痛已完全消失。

附：针后处理

（1）外用药：新癀片，压碎，开水调敷患处，每天3次。

（2）柴胡桂枝干姜汤加减7剂。

2017年4月6日复诊： 患者诉疼痛较之前减轻，但近两日水疱范围有扩大。新发皮损疼痛明显。

告知是病情的正常变化。中药继续服用上方，再做1次针灸治疗，取穴同上。针后疼痛明显减轻。

2017年4月11日复诊： 患者头部水疱已基本结痂，轻微隐痛，但诉左手腋下延及臂膀内侧近日有刺痛，检查发现隐约几个皮疹。考虑也是疱疹病毒感染所致。

1. 三焦经络

左手腋下此处有极泉穴，为下焦，但可"阴阳倒换求"到上焦；此部位经络为手少阴心经。

2. 上下左右

左病右治，在上肢右侧取穴。

3. 阿是取穴

于右手上焦手少阴心经之神门穴处针1针，留针30分钟。痛消。

失眠针灸细探研，特效穴位请记住

患者女，20岁。首诊：2017年4月18日。

主诉：左眼、右眼下角皮肤瘙痒1年余，加重1个月。

现病史：患者于1年前无明显诱因开始反复出现左眼红肿瘙痒疼痛，右眼下角皮肤红斑、瘙痒。2017年3月28日就诊于南方医科大学中西医结合医院皮肤科门诊，时右眼下角出现红斑，瘙痒、疼痛，诊断为过敏性皮炎，予以地氯雷他定片口服及中药溶液（紫草、大黄、菊花、乌梅、五味子）外敷治疗，治疗效果一般。

2017年4月，患者瘙痒加剧，遂来南方医院中医外科门诊找我就诊。诊见左眼红肿瘙痒疼痛，右眼下角皮肤小片红斑伴瘙痒。二便调，纳可，难入睡，梦多，易醒，冬季畏冷，四肢冰冷难温。舌淡，苔薄白，脉沉。主要问题是皮肤瘙痒和失眠。

患者是我的学生，体质虚寒，火不归元。如果开中药的话，我会用引火汤来加减。于是嘱咐其阅读我的文章"阴火证（阳虚、气虚，局部有火）病友的日常调理注意事项"，按照文章的要求调整自己的生活习惯，避免伤阳气！

但考虑患者病情较轻，在学校煎煮中药也不方便，这些日子我又一直在临床用内针，想一想，那就用针吧。

皮肤瘙痒，二话不说，取患者右手（男左女右）大拇指第一指节背侧横纹中点处，针1针，瘙痒很快就减轻了。

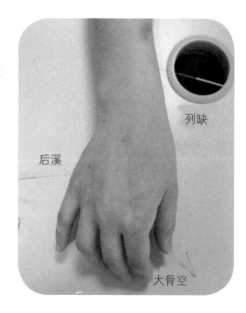

接着治疗失眠的问题。

取了我常用的两个穴位，先后针右手（男左女右）后溪、列缺各 1 针。留针 45 分钟后拔针，患者感觉舒服，已无瘙痒。

2017 年 4 月 24 日，学生微信反馈，瘙痒好了很多，睡眠也有改善。

2017 年 4 月 28 日上课时，学生睡眠和瘙痒均已明显好转，又为其做了一次针灸治疗。

按语：

自春节以来，我用列缺（手太阴肺经穴位，通任脉）、后溪（手太阳经原穴，八脉交会穴，通督脉）治患者失眠，已收到很多有效的反馈，但往往因同时服用中药，虽患者反馈扎针后睡眠明显好转，还介绍病友也来扎针，但我也不能完全确信是内针的效果。此次实践，未服中药，只针取效，让我更加确信内针对皮炎和失眠是有明显作用的。

更多关于失眠的治疗思路，建议仔细阅读《黄帝内针》第 100 页，了解如何"从阴引阳"。

经验穴

瘙痒：大骨空（奇穴）

失眠：列缺穴（任脉交会穴）、后溪穴（督脉交会穴）、百会穴（督脉）

失眠 3 年，第一次睡了 6 个小时

失眠一直是比较难治疗的，也是很多朋友一直深受困扰的疾病。很多皮肤病与失眠有关，所以我治疗皮肤病时很关注患者的睡眠情况。

门诊就诊的患者睡眠不好者常有，大多数是治疗皮肤病时顺带治疗失眠，有时很有效，有时很难获效。多年来我对于失眠的治疗也积累了很多经验。大多数失眠患者用针、用药后都慢慢有改善或治愈。最近我学生的反馈让我信心大增。

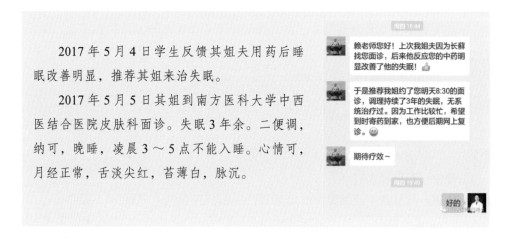

2017 年 5 月 4 日学生反馈其姐夫用药后睡眠改善明显，推荐其姐来治失眠。

2017 年 5 月 5 日其姐到南方医科大学中西医结合医院皮肤科面诊。失眠 3 年余。二便调，纳可，晚睡，凌晨 3～5 点不能入睡。心情可，月经正常，舌淡尖红，苔薄白，脉沉。

治疗方案：

1. 柴胡桂枝干姜汤加减 5 剂

2. 内针

（1）失眠总归是阳不入阴，故宜从阴引阳，阴阳调和则睡眠正常。患者凌晨 3～5 时难以入睡，此恰为手太阴肺经主令之时，列缺穴在肺经上，且通任脉，任脉与督脉为人身最大的一对阴阳，故先针列缺一针，以从阴引阳。

（2）再针手太阳小肠经上的后溪穴，后溪穴通督脉，乃八脉交会穴之一，故再针后溪一针，以从阳引阴。

（3）根据之前治疗失眠的经验，百会穴在督脉上，对失眠往往有很好的效果。该患者失眠时间很久，担心一两针不够，故多加一针。

（4）注意：每一穴进针前均要仔细用拇指按压，寻找最明显的胀痛点进针。

（5）注意：按照《黄帝内针》的针法原则，男左女右进针。

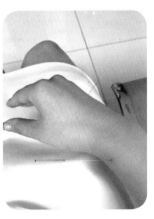

对此女性患者，取右手，先后针列缺穴、后溪穴，再针百会穴。针前用手仔细按压上述穴位附近，找到酸胀感等最明显处进针。针后不行针，留针 45 分钟左右。

＊＊＊疗效反馈＊＊＊

患者在朋友圈分享：3 年来，第一次睡了 6 个小时。她的妹妹截图发给我，不得不感叹内针之神效！毕竟，她中药还没有喝，可以确信是针灸起到了治疗作用！

看到患者的疗效那么好，我赶紧通过"快问中医"平台的电话随访功能给患者打了一个电话以了解更多情况。

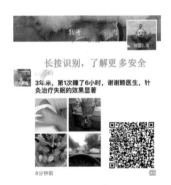

患者告知：昨天上午回到家后，中午很快就入睡了，中途被电话吵醒 1 次，但很快就能再次入睡，中午居然睡了 3 个小时。晚上 11 点入睡，4 点多醒过来一次，很快又再次入睡。后睡到早晨 6 点多自然醒。患者感觉很舒服。

按语：

失眠其实是我每天门诊都要面对的一个问题，睡眠的改善往往是我判断处方是否合适有效的一个重要方面。学习黄帝内针半年多来，自我感觉在针灸的理、法、方、针四个方面都有很大的进步，效果也多有神奇之处。从痛症开始，一次次突破，爱上针灸！

神经性皮炎：先从患处最可能经过的经络入手

首诊： 2017 年 4 月 10 日。赖某，男，42 岁。诉右大腿中部内侧偏后皮肤瘙痒 1 年余。诊见右大腿内侧皮肤粗厚、干燥，呈苔藓样改变，阵发性剧烈瘙痒，安静时加重，纳差，呃逆，口干不喜饮水，口苦，近来腰背酸痛，偶尔心烦，睡眠佳，舌淡红，苔薄白，脉沉取乏力，左关浮。

1. 三焦经络

病位在膝关节附近，按黄帝内针的定位此处为中焦，可在上肢肘关节偏上方求同气；患处为内侧，为阴。此处涉及的经络主要有足少阴肾经、足太阴脾经与足厥阴肝经。

2. 上下左右

可在上肢或下肢治疗。右病治左，故应在左侧肢体上找同气点。

3. 阿是取穴

患者诉瘙痒在"右大腿中部内侧偏后"，"大腿中部内侧"有三阴经，其中"偏后"的三阴经为少阴经。故我选择了先从少阴着手，在左上肢少海穴上找到压痛点，针 1 针，瘙痒减轻。

患者近来睡眠不好，故我又针了左手太阳经后溪穴（我临床常用该穴治疗失眠）。

2017 年 4 月 13 日复诊。诉上次针后当晚睡眠好转。皮肤慢慢变好，但仍时有瘙痒。局部如下图。

考虑到皮肤干燥，故嘱患者每日用润肤露涂患处，每天 2 次。

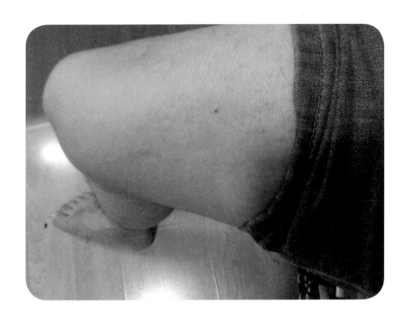

针左手拇指大骨空1针，痒立止。留针45分钟。嘱平时瘙痒时在家可用指甲压大骨空止痒。（止痒穴及其原理，后文有论述）

疗　效

期间多次随访，经过综合治疗，瘙痒明显减轻，皮肤明显好转，皮肤变得光滑一些，仍偶有瘙痒。2周后电话随访，患者皮肤已恢复正常，无不适。

按语：

神经性皮炎的治疗有时很复杂，瘙痒往往容易反复。用内针止痒效果明显，但前期没有配合局部润肤，皮肤屏障功能难以恢复，故虽有效，但比较慢。后来加强了局部润肤，效果更好。

因此，在治疗瘙痒性皮肤病时，内针虽能有效止痒，但建议加强局部治疗，如果病情严重，建议同时配合中药内调。治疗过程中还需要忌口，避免食用容易引起过敏的食物。

腰部疼痛不适半年余

> 欧某，男，25岁。腰部疼痛不适半年余。尤其是平卧坐起时，疼痛明显。

考虑患处为督脉与足太阳经循行部位，先针督脉的百会，效果不明显。按"男左女右"原则，再针左足太阳经申脉，自觉疼痛加重。针左手太阳经后溪后明显舒服一些，腰痛已明显减轻，起卧已无明显疼痛。

又诉咽喉干燥不适。

想起面口合谷收，于是在左手阳明经合谷穴进针，酸胀感明显，咽喉明显舒服。留针10分钟左右，疼痛明显减轻，咽喉已无明显不适。

但第4腰椎偏右处仍有隐痛，如下图所示。

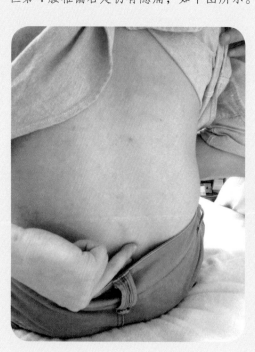

上述已经针过左手太阳经后溪穴。

考虑为带脉病所致，遂指压双侧足临泣穴（足临泣通带脉），患者诉左侧酸胀非常明显，符合右病治左原则，故于此处求同气，针1针，痛消失，因患者时间紧，只留针20分钟。

拔针，患者自觉较之前明显好转，嘱下周复诊。

按语：

本例证候较多，先后扎针5针。在这过程中，有的1针立即起效，有的效果不很明显，后来重新调整后疗效显著。

患者症状不是特别典型，在辨经时有点困难，在取申脉时，针后反而疼痛加重，后改针后溪，疗效显著。

感觉自己在诊治时，还是能力有欠缺，还难以达到老师"尽可能1针解决问题"的要求，还需要更多总结提高。希望自己在内针这条路上走得更远、更好，希望用最少的针，更快解决患者的痛苦。

重新查看《黄帝内针》"下焦经络同气"时，看到"带脉绕腰一周，如果环腰一周都疼的，说明问题在带脉上，可选外关穴或足临泣穴，因为外关、临泣通带脉"，顿时心中豁然开朗，进一步明确，腰痛的问题，当督脉、太阳不能完全解决时，可以考虑带脉，可用足临泣，也可用外关穴，这其中或许还有少阳的问题也一并解决了！

乳痛：既可辨证来论治，又可发掘特效穴

　　患者女，自觉最痛处为左乳头外上 1～2 横指处，天池穴（手厥阴心包经）外上方。患者所指处自觉疼痛明显，还有明显压痛。

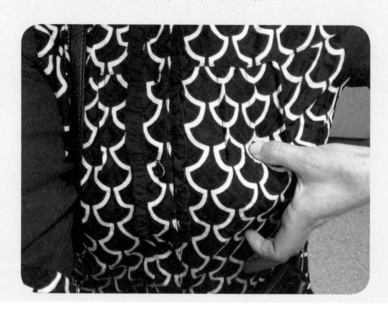

　　患处三焦为上焦；经络为手厥阴心包经。疼痛部位为手厥阴心包经所过之处，故应求厥阴同气，可从右侧手厥阴或足厥阴上焦附近取穴。而心胸内关谋，故于右手内关穴附近寻阿是穴并下针。

＊＊＊疗　效＊＊＊

　　在右内关穴附近找到明显压痛点，针 1 针。即问患者，患者自觉疼痛明显减轻，随即用手按压原疼痛处，压痛已明显减轻。留针 45 分钟。

2017年4月26日下午电话随访，尚未服药，患者针后未出现明显不适。

按语：

内针止痛，如能仔细辨证，知犯何逆，随证（症）治之，按"三二一"基本纲领来定穴，真如《黄帝内针》中所说，至简至效，触一发而动万机，触及阴阳，则阴阳自和，疼痛自除。不用死记硬背穴位的作用，选对了，针对了，作用就有了，而且正如《内经》所言"犹拔刺也，犹雪污也，犹解结也，犹决闭也"，真实不虚！

> 另外一个案例是我姐姐。她有一段时间住在我家。有一天晚上她说最近胸部胀痛明显，被其孙子不小心碰到了非常痛。

我说针一针吧。按了一下她的内关，右侧明显酸胀痛，针1针，疼痛消失。此后随访了两个月，没有再痛过。

患者如果有类似症状，可以指压内关穴到有酸痛感，乳房痛往往很快就减轻了。

内针治疗乳痛症效果确切，多数一针搞定，有些患者可能要多针几次。如果证候明显，建议加服中药内调。

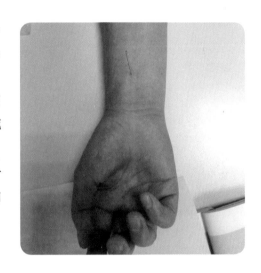

按语：

乳痛证，多因乳腺增生所致，多因肝郁气滞，不通则痛。此类患者多有一段时间的情绪压抑，表现为心烦易怒。针内关后很多患者心情能很快平静下来。此后遇到心烦易怒的患者，我常用内关，效果甚好！

手腕痛：对应之处有妙应

　　患者男性，23岁，诉右手腕转腕时不舒服半年余。检查见尺骨茎突下凹陷处有明显压痛。二便调，纳差，眠可，心烦易怒，口不干不苦，舌淡，苔微腻，脉浮滑，神气不定感。患者曾在骨科等科室诊治，CT检查未见异常，服用许多药物未见好转。求诊于中医外科，希望可以缓解不适。

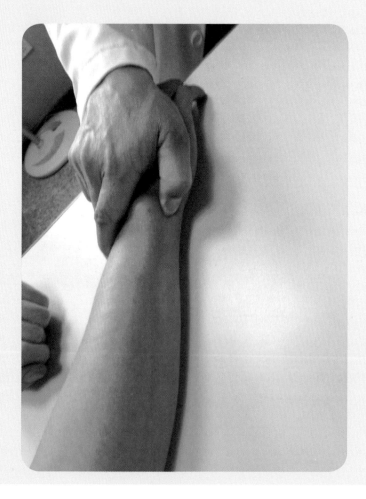

经过检查，明确患者的最疼痛点在右手尺骨茎突下凹陷处，如上图指压处。

痛点位于手太阳小肠经与手少阴心经之间，故在左手对应处进针 1 针。留针 30 分钟左右，嘱活动右手。

半小时后，患者右手活动灵活，无明显不适。原压痛点已无明显压痛。

1. 三焦经络（"三"）

手腕部为上焦，治疗应在上部，对应于四肢腕踝关节附近；疼痛部位经络主要有手太阳小肠经、手少阴心经，明显的痛点位于手太阳小肠经与手少阴心经间（阳谷穴上 1 寸左右的凹陷中）。

2. 上下左右（"二"）

病位在右手，按内针总则，右病治左，应取左侧穴位，可在左足太阳经、左手太阳经上取穴，或在左手相对处进针。

3. 阿是取穴（"一"）

本计划取左手阳谷穴，但其中一个明显痛点在阳谷穴上 1 寸左右的凹陷中，此处介于手太阳与手少阴之间，细思不如直接取左手对应处，按压左手阳谷穴上 1 寸左右的凹陷中有明显酸胀，遂即 1 针，斜刺。

右手臂疼痛 2 周

一位女患者因前段时间经常用力做拉筋运动，自我感觉好像把右手给拉伤了。右手内侧麻痹感，外展及向后扩胸时疼痛难忍 2 周余。且近来睡眠也不是很好。舌淡，苔薄白，脉沉。

右手内侧麻痹感，外展时手臂内侧麻痹疼痛。麻痹疼痛在手臂内侧中部最为明显。首先考虑的是手厥阴心包经经气不利，按内针治疗原则，右病左治，下病（肩附近为下部）上取（腕踝附近），故先在左手内关附近找到较明显的压痛点，立即进 1 针。嘱患者关注右上肢的疼痛变化，活动右上肢，不到 1 分钟，患者感觉疼痛明显减轻，留针。

10 分钟后，患者诉右上肢疼痛明显消退。但诉右手食指、中指指尖处麻痛感。

指尖麻痛感，我首先想到手厥阴经出于中指指端，手厥阴经"入掌中，循中指，出其端；其支者，别掌中，循小指次指，出其端"。我想食指靠近中指一侧掌面有厥阴之络分布，故首选厥阴来治疗。在左手劳宫穴处找到明显酸胀处，针 1 针，嘱仔细感觉右手的变化，1 分钟不到，患者即感觉原来的麻痛感已消失。神奇！继续留针。

我处理完另一个患者后，再问患者情况，她大幅度外展、后伸了上肢，说右上臂外展时已无明显不适，但后伸时手臂前方（肘肩区域）疼痛明显。

经过指压，患者侠白、天府（均为手太阴经）及天泉穴（手厥阴经）附近有明显压痛。

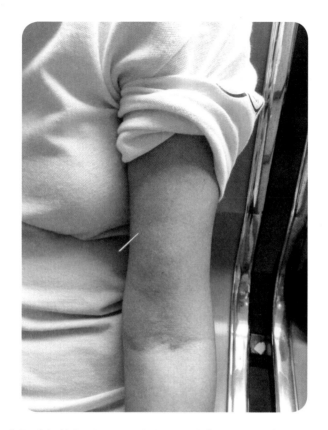

考虑为手太阴肺经的问题，于是在左手相应位置用拇指仔细推寻，找到数个硬结，明显压痛，先选1处进针，如下图，很快右手相应位置疼痛减轻。留针！

大约10分钟后，患者诉右臂天府穴（手太阴）附近还有疼痛。

遂在左手天府穴附近找到压痛点进针。留针约10分钟。下班前取针。

经过上述治疗，取针时，已无明显不适。嘱回去后按时服中药治疗。

1周后"快问中医"随访，已无不适。

按语：

本例患者的每一针，我都是用心严格按照《黄帝内针》的四总则来下针。尤其是最后的取穴，每一针都细心找寻阿是，故疗效显著。

口腔溃疡，牙齿松动

2017 年 6 月 19 日，我在 6 月 17 ~ 18 日连续两天火针培训班讲课后，可能有点累，加上中午吃了一些热性的食物，晚上 11 时许突然舌左侧根部肿痛，舌头活动不灵活，讲话都痛，感觉要口腔溃疡了。

想到内针对瘙痒、各种皮肉疼痛效若桴鼓。家里也没有备药，于是果断用针。

舌边为肝所主，为少阳，故在手少阳三焦经腕以下（应上焦头部）的右手中渚穴找到酸痛点，进 1 针，不超过 2 分钟，自己就感觉疼痛基本消失，没有像往常那样痛上几天。针灸，高效！

2017 年 6 月 26 日晚饭后，侄女来家，诉口腔溃疡疼痛 3 天，以左侧为甚，痛引颈部。疼痛明显，吃不下饭，喝水都痛，说话也疼痛，想开些中药吃。

我想起前几天自己的经历，想还是先针一针吧，看是否能达到之前的疗效。

面口合谷收，遂针患者右手阳明大肠经之合谷。

任脉达下唇内，环绕口唇，列缺通任脉，故针刺手太阴肺经之列缺，治疗痛引咽喉。

患者颈部手太阳经所过处疼痛，故针刺手太阳小肠经之后溪。

针刺后，疼痛立减，可大声说话。患者也自觉针灸之神奇，如果不是亲身经历，一定认为不可能！

又诉牙齿松动不适十余日，咬紧牙齿才舒服一些。

考虑为肾虚，虚火浮越于上，肾主齿，故针右足少阴肾经太溪穴 1 针，引火归元，牙齿不适感明显减轻。

2017 年 6 月 28 日复诊：针后好转，仍有左侧舌边疼痛。

针右手中渚、后溪、列缺。

牙齿松动明显好转，仍有少许不适，针双足太溪穴。留针 45 分钟。不适基本消失。

2017 年 6 月 29 日复诊，已无明显不适。

针对牙齿松动，第二次我针了双侧太溪穴。当时是因为前段时间刚看了《一针疗法》，受其中一些案例中针太溪可以引火归元的影响，而该患者牙齿松动正好考虑是肾虚，虚火上浮，便不假思索地针上了。

后来再想，取太溪也是符合内针规范的：上（头为上）病下（足为下）治，肾主齿，足少阴肾经"循喉咙，挟舌本"，头部为上焦，故在踝关节附近求同气，而太溪正在内踝后。只不过，按照内针的原则，可能只针右侧太溪穴足已。

按语：

1. 这一次的实践，让我再次感受到内针针法的神奇疗效。针对了，效若桴鼓，不虚也！信印，是《黄帝内针》让我记忆最深刻的一个字眼，是中医师承的重要意义！

2. 急性口腔溃疡，胃火常见，而复发性口腔溃疡的治疗，往往虚火为多，这类患者往往冬季畏冷，四肢冰冷难温，吃不得冷的，也碰不得煎炸辛辣的食物，用清热法往往疗效欠佳。临床我多以引火汤加减，效果很好，可快速减轻症状，缩短病程，减少发作次数。有不少阳虚明显的患者，甚至要用大剂量附子来温阳才能达到好的疗效。

3. 关于"空杯"与"知识迁移"。据说杨真海老师上课时强调学习内针要用一种空杯的状态来学习，会更好一些。对此，我是赞同的，开始时用空杯的状态去学习，更容易接受新的学术观点，也就不容易产生很多的问题，对于加快学习是有帮助的，否则可能会因为怀疑而无法继续走下去。

但我认为，空杯并不是让你不去吸收接纳其他知识，不能用其他体系来解决问题。知识迁移是学习效率提高的重要保证，也是继承与发扬提高的前提，也是创新的基础。

一段时间后，我开始用黄帝内针的思想去解读分析其他理论中确实有效的案例，如看《一针疗法》，其中许多有效案例是左病治左，右病治右，我就想，下次我采取"左病治右，右病治左"来选穴效果可能会更好！另外《一针疗法》中讲到随咳进针，我觉得也挺好的，至少可以减轻患者进针那一刻的疼痛。

颈部疼痛不适

2017 年 7 月 17 日中午，收到我的高中老师留言：

我母亲颈部侧面按上去会痛，呼吸也会不畅，走快一点时更明显。做了彩超又没有发现甲状腺疾病之类的。不知道是什么问题，你有什么建议？是去五官科还是内科还是呼吸科？

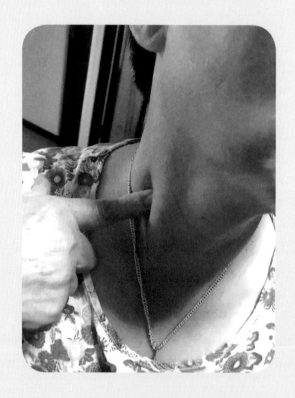

看完，赶紧给老师打了一个电话。老师诉其母亲这一段时间颈部侧面左右均有压痛，呼吸不畅，发病没有明显的诱因。

患者病位在颈部，为上焦，可在腕踝附近取穴。痛处在足阳明胃经循行部位，可在阳明经求同气，我选择了比较好操作的手阳明大肠经。

左右疼痛区别不明显，女性患者取右手为宜。患者不懂穴位，我必须交代患者家属一个非常容易找到的穴位。我马上想到了上焦阳明经的合谷穴。

合谷穴在手阳明经上，容易找。若按压有明显酸痛，则效果就会很好。

于是我就告诉老师，帮他妈妈按压右手合谷穴。如果按压后好转了，就不用去看医生，如果说按了不好就再联系。我怕老师不好找就又发了一篇手阳明大肠经的文章给他。

晚上老师反馈：效果很好，不痛了！

后来老师在我的文章后面留言：我妈妈喉管两侧有压痛感，有时呼吸不畅，特别是快步走以后。经过赖医生指点，在合谷穴按压，真的有很明显的改善，原先紧张的情绪也得到缓解，非常开心，谢谢！

2017 年 7 月 23 日随访，再无不适。

按语：

学一些针灸知识真好！该例患者没有面诊，无法确定其病痛因何而起、疼痛有多重，会不会是神经症也不好说。但我还是按内针的方法解决了患者的不适，这是中医的优势，不是吗？

飞机上的针灸

2017年7月23日～7月29日，我们一行15人，从广州出发，到甘肃、青海走了一圈。这是这些年来最开心最快乐的一次出游。作为医生，出行准备还是比较充分的。除了药品，还带了我最喜欢的针灸针，有备无患！

第一天飞到兰州，下午游览完博物馆后，前往黄河源头。期间，随行一小女孩说脚崴了，走路脚痛，要她妈妈抱着。我检查她右脚外踝下方申脉穴附近（足太阳经）疼痛不适有压痛。

立即按患儿左手太阳经对应位置，养老穴处有明显疼痛感，嘱活动患足，按压5分钟左右，右脚不再疼痛。后面7天的旅途也没有再说脚痛。

我的朋友是此次旅行"团长"，时有腰背痛，之前有针过。第二、三天时，可能是长途旅行累着了，腰痛明显。

考虑是督脉及足太阳膀胱经经气不利，督脉主一身阳气，故上车后，我在其百会上针了一针，针后腰痛缓解，留针到下车。大家都笑他变成了"天线宝宝"。针灸确实缓解了他的腰痛！

回广州的飞机上，我和许总坐在一起。快到广州时，他说可能是昨晚吃烧烤了，下牙龈中间处肿痛明显，叫我开点中药回去吃，不然可能就会口腔溃疡痛好几天了。

根据我自己之前的经验，此时用针比用药更快。于是说："趁离飞机降落还有近40分钟，我先给你针一针，说不定就好了！"

我首先想到的是"面口合谷收"，男左女右取穴，先按了左手合谷，明显酸痛，我再按了一下右手合谷，没有那么酸痛。朋友问："之前你按压的时候没有那么酸痛，这次怎么这么酸？"我说："因为你牙龈痛了，这地方就有反应了！"于是，我在其左手合谷穴酸痛处进针。留针。不一会儿，老许就说不痛了！降落后拔针。第二天再问起，针后已无不适！

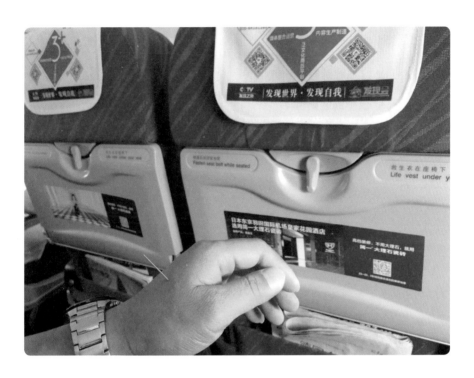

其实，在旅途中，我自己也有几次高原反应，头晕头痛。

我就自己扎百会穴，然后休息一会，很快就好了。

按语：

学习《黄帝内针》后，了解了其理、法、方、针，随手带上针灸针，遇到问题即可顺手解决。学点针灸真好！

肋间刺痛：辨别经络细端详

雷某，男，38岁。斑秃复诊。近来皮肤起风团伴瘙痒1月余，服药已明显缓解。就诊时诉左乳头下肋间刺痛1天，深吸气或走路急时疼痛明显。

1. 三焦经络

胁部，位于中焦，可在手足肘膝关节附近求同气；乳头下肋间痛，此处为足阳明胃经所过。

2. 上下左右

为方便，可在上肢治疗；病在左侧，宜治右，可在右侧阳明经中焦部求同气。

3. 阿是取穴

按压右手肘部阳明经中焦的曲池，酸痛感不明显。再下寻，手三里穴附近有明显压痛。故在手三里穴随咳进针。

进针后询问患者，刺痛已明显减轻。数分钟后，自觉深呼吸时已不痛，憋气时左胁部胀痛不适，具体位置在左乳头下期门穴附近（厥阴经）。

当时考虑极可能合并了厥阴经的经气不利，痛处在下焦和中焦交界附近，根据"阴阳倒换求"，倒换至中上焦交界附近。

于是，在右手中上焦交界附近找同气阿是穴，在间使穴（位于上焦）附近找到压痛点，遂针1针，痛减，但感觉仍痛。是否病位偏中焦呢？于是，我慢慢拔出针至皮下，针尖稍朝向肘部（中焦），患者诉针感明显，再呼吸，痛已消失。

第二周复诊，诉针后再没有出现疼痛。

按语：

此患者有斑秃、荨麻疹等多种疾病，此次主要是解决他的痛症。患者肝郁阳虚，虚火浮越，治宜温阳潜阳，引火归元为主。从厥阴治疗有效，提示与肝郁有关，宜加中药疏肝解郁。针药并用，可提高疗效。

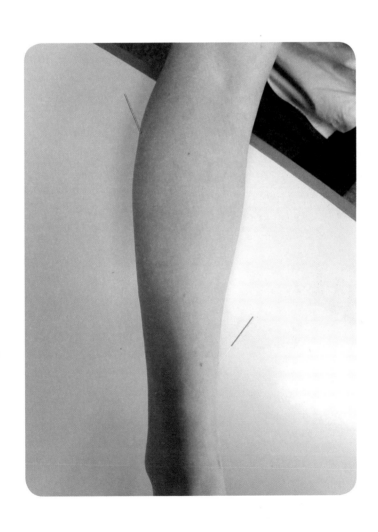

左足扭伤疼痛 3 天

患者男，40 岁，左足扭伤后疼痛 3 天。诉左足疼痛不适，行走不便。扭伤后已到医院骨科就诊拍片检查，无骨折，予简单固定处理。检查内翻时足背第 5 跖骨附近疼痛不适，触按足临泣（足少阳）、京骨（足太阳）、束骨（足太阳）附近有明显压痛。不适范围如下图黄圈所示。

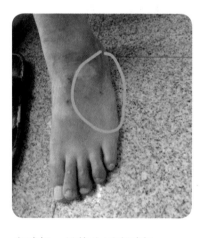

1. 三焦经络

观疼痛部位，在足部，为上焦；仔细检查，疼痛部位为足少阳胆经、足太阳膀胱经所过。

2. 上下左右

为方便，在上肢治疗；下病上取，左病右取。故首选治疗部位应在右手腕关节附近。

3. 阿是取穴

在右手少阳、太阳经循行部位取穴。

足临泣位置对应中渚穴（手少阳）附近，按压有明显酸痛，即针 1 针。嘱活动左足，疼痛减轻，足临泣压痛减轻。

再针右后溪（手太阳）1 针，继续活动左足，疼痛减轻。

嘱活动 5 分钟后再检查。5 分钟左右，我看完另一患者后检查：

患者诉疼痛减轻明显，但仍有不适。检查右手少阳外关穴有明显压痛。

针 1 针，患者左足足临泣附近的压痛基本消失。

再检查右手太阳经腕骨穴附近压痛明显，即针 1 针，嘱活动左足，疼痛减轻。

嘱行走 10 分钟后再检查。

10分钟左右后复查，疼痛已明显好转。但左足侧面仍有不适。

在右手少阳经支沟穴附近找到一明显压痛点。针1针，再活动左足，外侧已基本没有不适。

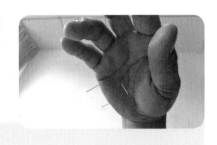

患者诉跷脚时，左足小趾下仍有不适感。

足少阴肾经从足小趾下斜向涌泉，故考虑为足少阴经经气不利，左病治右，可在右手少阴经求同气。足掌对手掌，指压右手少阴少府穴，有明显压痛，即针1针。患者感觉足下不适明显减轻。嘱在诊室外走廊再行走40分钟。

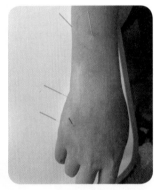

40分钟后，患者行走自如，已无先前之不适。拔针，嘱如果仍有不适，可两天后周四下午门诊复诊。患者道谢离开。

1周后遇见，诉针后已无不适，故未复诊。

按语：

本例患者，看似病情不复杂，但诊治过程中先后针了6个穴位，这也打破了我学习内针以来一次用针的数量。

近来我在诊治的过程中，始终坚持每下1针，即要导引患者，了解病情的变化，然后再决定是否下另一针，这样可以帮助自己判断选穴是否恰当，有无更好的选择，不断反思，方便总结提高。

此次治疗，在原有穴位的附近同名经寻找压痛点再进针，起到了"加强"作用。

从治疗效果来看，扭伤后越早治疗，效果越好。

临床上外伤引起的肢体疼痛要注意是否有骨折等器质性损害，必要时要做相关检查，才能做出更加综合有利的治疗方案。注意可能因针刺后疼痛减轻甚至消失而掩盖病情，而没有及时配合固定、制动等必要治疗，影响长期恢复。

胃脘痛：西医快还是中医快？

2017年8月10日首诊。在南方医科大学附属南方医院中医外科门诊，本院一朋友领着她的亲戚冯某来咨询。冯某，男，34岁。诊断慢性肠炎5年余。病史本有好几本，检查报告也很多。东莞某医院胃镜检查报告肠黏膜见不典型增生，建议手术治疗，后到南方医院消化科诊治。南方医院8月3日肠镜检查见直肠糜烂，病理示黏膜慢性炎症，8月7日胶囊胃肠镜报告示：胆汁反流性胃炎伴糜烂、十二指肠球部糜烂。服多种西药已有很长一段时间，胃部不适不减，大便仍不调，朋友建议他看看中医。沟通中，患者认为中医治病比较慢，西医比较快。我说："不一定！"

患者面色忧郁，晦暗无华，唇淡暗。大便次数多，每日1～8次，大便前后没有明显疼痛，饭后即欲大便。问当下有何不适，患者诉胃脘部胀痛、压痛。检查为剑突下胀闷不适，压痛明显。

1. 三焦经络

检查为剑突下胀闷不适，压痛明显。此处为中焦，想起自己学习《黄帝内针》时新编的歌诀"肚腹三里曲池留"，患处属于足阳明胃经。

2. 上下左右

在手上针刺比较方便，拟选择曲池穴；疼痛居中，不分左右，故按"男左女右"取穴。

3. 阿是取穴

应在患者左手曲池进针。遂双手拇指同时按压左右手曲池穴进行验证，确实左侧曲池酸胀感特别明显。

即针左手曲池，针后询问患者刚才的不适有什么改变，患者反馈：很奇怪，针下去那种胀闷不适就缓解了很多。

按语：内针取穴之"三二一"分析

"三"：三指的是明确三才、三焦，以及经络。确认病位是上焦、中焦还是下焦。该例患者痛位于中焦，可先定求同气部位应在四肢肘膝关节附近；胃脘部疼痛、压痛，根据经络循行，可知与足阳明胃经、任脉和足少阴肾经有关，临床胃脘痛与足阳明胃经关系最为密切，故我先考虑在阳明经上求同气。

"二"：二指分别阴阳，辨别上下、左右。该例本可选足阳明经上的足三里穴。但门诊为了方便，我更喜欢在手上扎针。病位居中，应按"男左女右"原则，可进一步确定应在左肘膝关节附近取穴。

"一"：一指的是阿是取穴。这一点在内针治疗中非常重要，直接关系到疗效。现在，每下一针，我往往都会对所选定的穴位进行左右对比，仔细感受穴位附近有无结节、有无酸麻胀痛的感觉，看哪处反应最明显，然后在最明显处进针。该例根据同气相求原则，可以在手阳明经的曲池求同气，指压确实有明显酸痛，且左侧明显。

进一步收集病情：纳差，难入睡，梦少，易醒，醒后难再入睡。心烦易怒，乏力。冬季畏冷，四肢冰冷难温。舌淡苔白腻，脉沉。

患者心烦易怒，面色忧郁，脉虽不弦，少阳肝郁证据确凿。

胃脘部疼痛不适，纳差，大便不调，乏力，当属太阴脾虚。

到此，《伤寒论》中的少阳与太阴合病的经典方柴胡桂枝干姜汤成为我的首选。

但患者冬季畏冷，四肢冰冷难温，舌淡，脉沉，阳虚显而易见，当温阳，故加黑顺片；

苔腻，中焦湿阻，加豆蔻、木香、石菖蒲；

胀痛，加延胡索行气止痛。

处方如下：

柴胡 15g，白术 10g，白芍 10g，干姜 5g，桂枝 5g，黄芩 10g，淫羊藿 15g，石菖蒲 15g，盐泽泻 15g，醋延胡索 15g，茯苓 15g，益智仁 15g，龙骨 20g，牡蛎 20g，黑顺片 45g（先煎），豆蔻 10g，木香 10g（后下）。

7 剂，每日 1 剂，水煎两遍，混匀分两次服。

疗效随访

开完药方，再询问患者，诉胃脘间胀痛明显好转，但仍有压痛。

考虑患者情绪忧郁，想到"心胸内关谋"，针手厥阴内关可以解郁，按压患者左手内关，酸痛明显，即针1针。

> 针完曲池和内关后，患者病情减轻，但症状并没有完全消失，还没有达到内针的效果。

于是，我想应该在阳明经上再找同气点来加强。想起《黄帝内针》101页中提到"阴中有阳，阳中有阴，便有无限的可分"，135页中提到"若四肢有此三焦，手上亦即有此三焦，实在地说，何处无三焦呢……以手而言，手指可视为上焦，手指根部到劳宫穴则为中焦，劳宫穴到掌根便是下焦了"。

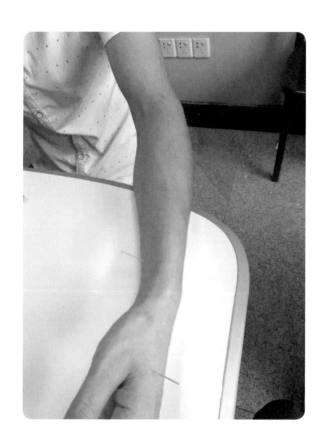

于是我想到了位于第二掌骨旁的合谷穴，正位于手腕区域之中焦，又为阳明经同气。想到这，我以手按之，明显酸胀，确定又是一个阿是穴。于是，在患者左手合谷穴再针 1 针，胃脘痛顿时消失，患者反复按压，不再疼痛，直呼神奇。

2017 年 8 月 15 日电话随访：患者诉病情明显缓解，针后无疼痛不适，拟周四复诊。

2017 年 8 月 23 日网络随访：胃脘已无不适，怕冷的症状也好转，大便次数仍多。但西医院的医生建议他先不吃中药，上次 1 周的药服完后已停药。

2017 年 9 月 26 日星期二，患者到南方医院中医外科复诊，诉自上次针后胃脘部没有再疼痛过。服药一段时间后，大便次数减少，但每日仍有 4 ~ 6 次。继续中药调理治疗。

2017 年 10 月 31 日复诊，诉大便次数减少，每日 3 ~ 4 次，舌淡苔腻，脉沉。继续中药内调。

按语：关于"慢郎中"

很多人认为"中医是慢郎中"，这是一种偏见。在我的临床中，见到许多认为中医慢看了很久西医的案例，到我门诊时，有的 1 针缓解，有的服药 1 周明显好转。这个案例中，患者前后看了很多医生，压力很大，来就诊时，对中医不尽相信，而因为我的内针起到了立竿见影的疗效，患者对中医有了不一样的看法，信任初步建立。

作为一名中医，详细、耐心地问诊查体，然后用最简便快捷的方法处理患者当下的一些不适，是重塑患者信心的重要方法。内针是一种特别有效的手段，可以在短短数秒间解决患者当前的苦楚，比起让患者反复去做各种各样的检查有效得多。

当然，临床中，我们应该借助现代科技成果，合理应用现代设备来检查，以排除一些恶性病变，尽量明确病性，才能为患者制定更加全面的康复治疗计划。

对于胃肠疾病，痛可能只是一种表象，我们用针灸治疗可以很快止痛，而患者往往因为自觉症状的消失而不再进行持续的检查治疗，可能会导致漏诊一些恶性肿瘤，使之得不到持续的治疗而延误病情，这是我们不愿意看到的。

本例患者已在多家医院诊治检查，目前没有发现大的问题，针灸后疼痛消失，嘱患者注意减轻压力，后续应持续用中药内调来改善病情，调整体质。

自己鼻痒：小试牛刀"一针灵"

　　下午，在门诊给患者做治疗时，我突然觉得鼻子奇痒，忍不住反复用手揉，根本停不下来。我心想，不好，要犯鼻炎了。我第一个反应是：来一针！脑海里突然蹦出我反复阅读《黄帝内针》时画的一个图（学生开玩笑说是"佛手"）：

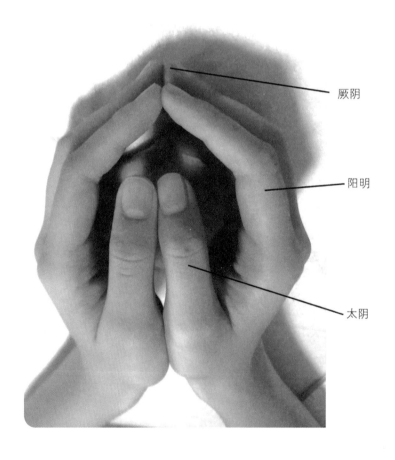

厥阴

阳明

太阴

　　说干咱就干，当即就来一针。如下图：

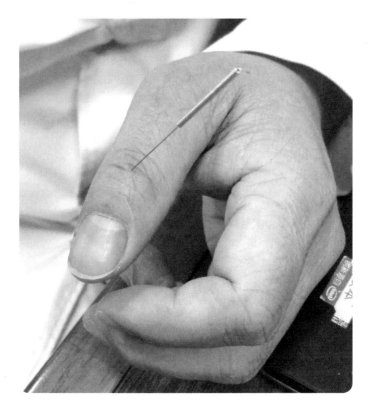

刚一针完，两个鼻子已经完全不痒了，居然产生了强烈的针感，左手臂从大拇指到肘部肺经循行的部位痒麻痒麻的，左手心也微微发凉。留针，已无鼻痒，继续出门诊，大约半小时后取针。针后1周内未再出现瘙痒。内针神奇！

按语：

内针四总则要求从阴引阳，从阳引阴，以左治右，以右治左。没有明显的左右之分的，或者身体两侧、正中的问题的，男取左，女取右。

《黄帝内针》讲到"手掌头同气"时指出，拇指背侧与鼻同气，讲到鼻塞时可以在拇指背部求同气。后来在看《阴阳九针》时，作者讲到拇指背侧正中与督脉相对应，而鼻正中也是督脉所过，这也是一种同气？

瘙痒之症：“一针止痒”发现手记

前些天，我自己鼻子剧烈瘙痒，按内针的治疗原则，一针快速止痒，我在我的微信公众号中发布了一篇文章（即上篇）。这些日子，沿着这个发现，只要有鼻痒、鼻塞的患者，到门诊坐下来，立即在其大拇指上给针1针（男左女右：没有明显的左右之分的，或者身体两侧、正中的问题的，男取左，女取右），然后再慢慢看病，绝大多数患者症状立即减轻。一个个患者疗效很好的反馈也让我信心大增。

瘙痒对于皮肤科医生来说每天都见，也是很多患者非常苦恼的事。但很多时候吃抗过敏的西药，或注射苯海拉明、激素、维丁胶性钙等也未必马上能止痒。引起瘙痒的疾病很多，对于痒，皮肤科医生也很头痛！很多时候总是跟患者说：忍一忍，会慢慢好一点的。但其实，真的很难忍住，总想去抓，甚至抓到皮肤出血才能止痒。

以前对于瘙痒性的皮肤病，如果扎针灸，我多扎双侧风市穴、曲池穴、三阴交等，也有效，但总是不太方便，疗效也未如止痛那样一见见效。中午再次读《黄帝内针》时，突然心念一动：内针既然对鼻痒疗效那么好，是否对全身性的皮肤瘙痒也有作用呢？想到这，立即有了想法，下午门诊一定要试试看。

病案1：荨麻疹

贾某，女，28岁。3天前进食虾、酸奶后皮肤起风团伴瘙痒，午后明显，二便调，纳可，难入睡，舌淡，苔白腻，脉沉。诊断为急性荨麻疹，就诊时瘙痒难忍。

立即针1针（见下图，因是女性，针右手），痒立减，留针40分钟。取针，无不适。嘱服中药治疗，必要时复诊。

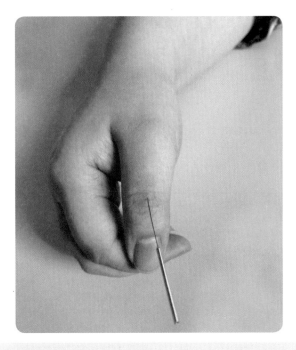

病案 2：汗疱疹

　　罗某，女，41 岁，本校老师。双手散在丘疹、水疱 3 天。诊见双手手指侧面密集小丘疱疹，瘙痒明显。二便调，纳眠可，心情可。月经正常，冬季畏冷，四肢冰冷难温。舌淡，苔白微腻，脉沉。

　　立即在右手拇指背面关节横纹处针 1 针，针后瘙痒明显减轻，40 分钟后取针，无瘙痒不适。

　　辨证：阳虚火不归元，湿蕴肌肤。

　　治则：温阳化湿，引火归元。

　　处方：引火汤加减。

　　熟地 40g，盐巴戟天 15g，麦冬 15g，茯苓 10g，五味子 5g，苍术 10g，黄柏 15g，紫苏叶 10g，肉桂 5g，荆芥穗 10g，黑顺片 15g。

　　6 剂，每日 1 剂，水煎服。

　　疗效：患者 1 周后复诊，诉针后瘙痒减轻，第二天有轻微瘙痒，后越来越好。复诊时疱疹基本消失，要求再服药巩固疗效。

病案 3：激素依赖性皮炎

王某，女，18 岁，激素依赖性皮炎反复半年余，第 3 次复诊。曾因粉刺使用祛痘面膜产品，用时疗效特别好，停药后加重，反复发作两个月余。本次就诊见面部密集丘疹、红斑，皮肤潮红，瘙痒，伴刺痛，大便干，纳差，难入睡，易醒，心烦易怒，月经不调，不痛经，舌淡红，苔薄白，脉滑，沉取乏力。之前用引火汤加减治疗已明显好转。这次面诊诉近日面部无明显诱因瘙痒难忍，曾在外院静脉注射激素等治疗，能止痒 1 天。因为瘙痒，面诊时一直要求打针。

告知先针 1 针，不要去打针。立即在右手拇指上针 1 针，痒立减。留针 30 分钟，瘙痒基本消失，但右面颊耳旁有一处仍瘙痒。

考虑为少阳经附近问题，右病左治，在左手少阳经中渚穴有明显压胀感，即加针 1 针，留针 10 分钟，面部瘙痒全部消失。

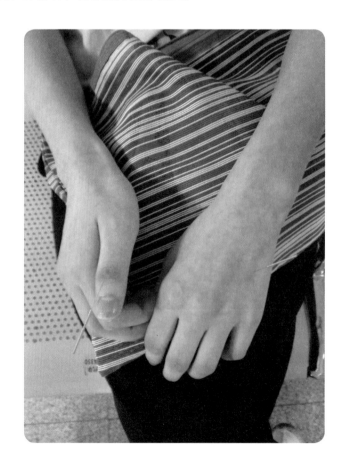

病案 4：脂溢性皮炎

女，20 岁，本校学生。无明显诱因面部红斑瘙痒 1 年余。二便调，纳可，难入睡，梦多，易醒。冬季畏冷，四肢冰冷难温，舌淡，苔薄白，脉沉。

先在右手大拇指上针 1 针，瘙痒很快减轻。

因失眠，故在右手后溪、列缺各针 1 针。未服中药。

3 天后，刚好给她们班上课，了解针后瘙痒明显减轻，当晚睡眠好转，第 2 天又有一些痒，按我教的方法按压拇背侧横纹中点可止痒。

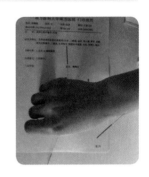

1 周后复诊，因病情有反复，还是决定服中药治疗。考虑阳虚火不归元，浮于面部，遂用引火汤加减治疗。

按语：

1. 根据《黄帝内针》第三章内针规范第四节第 4 点：手（掌）头同气，拇指背面对应于鼻，属太阴。与手太阴肺经、足太阴脾经同气。肺主皮毛，脾主肌肉四肢，故可主一身皮肤瘙痒。临床证实针刺拇指背面治疗瘙痒可行。

2. 但其中一个面部皮肤激素依赖性皮炎的病例，单独拇指一针没有全部解决瘙痒问题，于是再按内针四总则求阿是，另加 1 针而圆满。

以上实践表明，瘙痒是比较复杂的，需要细心辨证，再按"三二一"法则确定下针之处，方可达到更好的疗效。（后注：根据后来的学习，《黄帝内针》不主张在两只手上同时扎针。读者需要注意，根据内针法则，尽量不要两手同时扎针，那样的针法不是内针。有两种解决方法：一是先取针，再扎针；二是改针下肢）

3. 瘙痒的病因复杂，一定要先分清，很多时候还要针对性地内服一些中西药或外用一些药物来综合治疗，才能更好提高疗效，促进愈合，减少复发。比如，神经性皮炎，因为反复搔抓，局部皮肤往往变得很粗糙，时不时会发痒，而且已形成一种习惯，不自主搔抓，会加重病情。因此局部润肤止痒，恢复皮肤结构很重要，严重者还需要中药内服来综合治疗。

瘙痒难忍，鼻塞：学会"止痒穴"，30 秒内止痒通气

瘙痒是皮肤科非常常见的症状，很多患者说痒起来想死的心都有！

经过本人 4 个多月的临床观察及亲身体验，以及众多同行及患者的临床应用反馈，证实以下方法对于瘙痒、鼻塞有很好的神奇疗效。个人观察，有效率在 90% 以上，希望广而告知。转发给身边的朋友，痒的时候可以急用！

方法 1：针 1 针，痒立止。留针 45 分钟。
止痒穴：拇指指关节背侧横纹中点。
刺法：向拇指根部方向平刺 0.2 ~ 1 寸。
选穴：左病右取，右病左取；左右难分轻重时则男左女右。

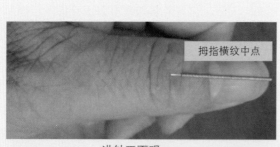

进针正面观

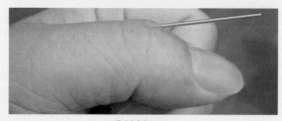

进针侧面观

扫描二维码
收看操作视频

方法 2：如果在家，没有针，可用手指甲压。

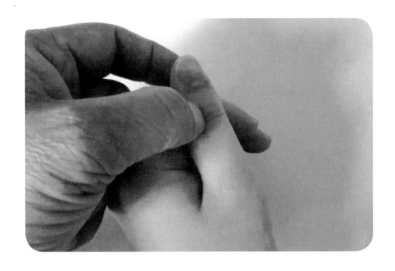

方法 3：王不留行籽压穴

压后，不时用食指按压，有酸痛感为好。特别适合慢性皮肤瘙痒者。建议门诊针后再加贴，持续效果更好！

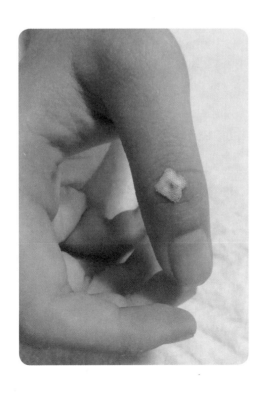

内关止痛若失灵，定位方法有窍门

记得，大学本科学完针灸后，有一次坐火车，突然听到广播："车上有人腹痛严重，有没有医生？请到 XX 车厢。"于是几个同学一起赶过去，简单了解后认为这个突发绞痛是一般的肠炎引起的。立即将所学针灸知识用上，指压患者内关穴，很快就止住痛了。

在之后的日子里，身边遇到腹痛的都先按内关，大多有效。女孩痛经，按内关如有明显酸痛感，痛经往往很快可缓解。

可是，也经常有朋友说："医生，我按了没有用！"

原因分析

1. 腕横纹定位错误

内关穴：腕横纹上 2 寸（两拇指盖），两筋中间。

可是我们屈腕时，可以看到两到三条横纹，到底哪一条是正确的腕横纹呢？

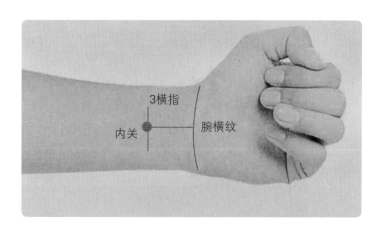

如果你选择的是靠近手掌根部的那一条（如上图），那么你就错了！或许有的教材也是这样写的！（别尽信书）

正确的腕横纹是桡骨茎突与尺骨茎突连线的那一条。就是右图靠近前臂的一条！

正确定位腕横纹很重要。前臂的很多穴位的定位都基于此线。如大陵、神门、太渊、经渠等。

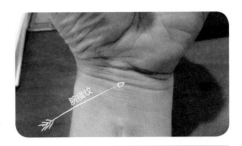

手背侧腕横纹的定位是一样的，也是靠近手臂的一条，他们往往连在一起，形成一个圈。

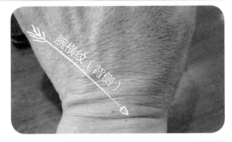

如果你还不明白，不妨微信扫一扫二维码，看看视频教学。

2. 找寻阿是

平常的穴位定位其实是正常人的普遍定位。可是生病后，穴位位置可能会发生一些偏移（或左或右，或前或后），因此，按标准定位有时指压或针灸时没有什么酸胀感，这样效果就会差很多。

解决办法：按压或针灸时在穴位标准定位处的附近找寻酸胀感最明显处进行操作！

3. 左病右取，右病左取，不分左右者男左女右取穴

最近学习《黄帝内针》后，再用针灸或指压，效果比之前好很多。因为严格按照了以下原则：

上病下取，下病上取；

左病右取，右病左取；

不左不右，男左女右。

4. 病情严重，病因复杂

如果经过数分钟的按压后仍无法缓解，应尽快找专业人员诊治，必要时急诊处理。如宫外孕、胃肠穿孔等病证，危险性大，要小心，别误了大事！

左肩不适：效果若不佳，如何换思路？

2017 年 6 月 29 日初诊。患者，男，23 岁。患者无明显诱因双手、足掌起红斑、水疱 1 周就诊。检查见较多红斑呈靶形，考虑是多形红斑。问诊时，患者诉左肩部前后活动时均有不适，有时会痛，尤其不能后伸。当天无法明确指出具体痛处。

1. 三焦经络

肩部为下焦，因肘膝以上按黄帝内针规范不能用针，所以按"阴阳倒换求"，可倒换到四肢上焦治疗，对应于腕踝关节附近；肩部活动不适部位比较广泛，检查后考虑与手太阳经、手足少阳经、手阳明经及手太阴经经气不利有关。

2. 上下左右

左肩部患病，左病右治，可在右侧上肢治疗。

3. 阿是取穴

先后针手太阳经之后溪穴、手少阳经之中渚穴及手太阴经之鱼际穴。

针后上述不适明显减轻。留针 45 分钟。

2017 年 7 月 4 日复诊：患者诉水疱已明显好转，左肩前部还有一些疼痛不适，尤其是后伸时。

考虑此为手太阴经循行部位经气不利，故在右手太阴经鱼际穴附近找到压痛点，进针，痛减，留针。

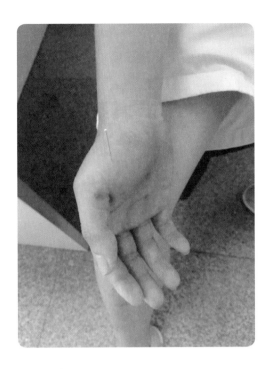

　　约20分钟后询问患者，诉好转，但胸部有一处仍疼痛。如下图患者中指所指部位：

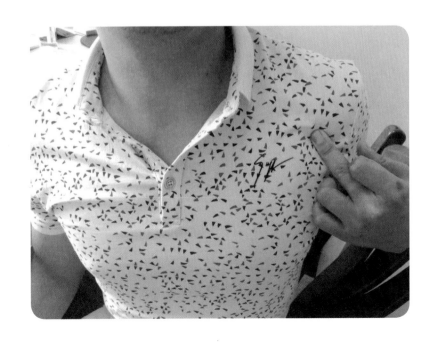

细分析，患者称左肩疼痛，原本认为是在手太阴经和手阳明经，取穴位针刺后有效果但不佳，但其他痛点消退后，能够找到一个确切的痛点，有点靠近手太阴肺经的中府穴，但不是；也不是手厥阴经的天池穴。

后来，我特地让学生仔细查了一下此处可能的经络循行，最后发现足少阴肾经有一支脉"从肺出络心，注胸中"。

《灵枢·经脉》："肾足少阴之脉，起于小指之下，邪走足心，出于然骨之下，循内踝之后，别入跟中，以上踹内，出腘内廉，上股内后廉，贯脊，属肾，络膀胱；其直者，从肾上贯肝膈，入肺中，循喉咙，挟舌本；其支者，从肺出络心，注胸中。"

1. 三焦经络

胸部痛，病位在上焦，尝试验证是否为足少阴肾经经气不利所致。

2. 上下左右

痛处部位在身体上部左侧，左病右治，故在下肢右侧治疗。

3. 阿是取穴

在右足内踝旁的足少阴肾经的太溪穴处按压，找到明显酸痛点。再与左侧比较，确定右侧明显胀痛。

于是针刺右足太溪穴，胸部痛点立即消失！

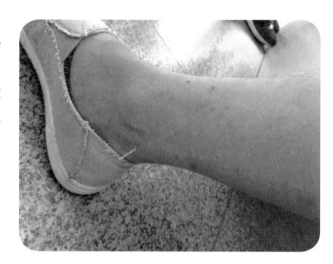

按语：

临床遇到针刺效果不佳的时候，要根据《黄帝内针》诊疗"三部曲"，也即"三二一"（三焦经络、上下左右、阿是取穴）细找原因。

特别要仔细审视"经络辨认"是否正确，然后仔细揣穴，寻找同气穴，然后进针。

病证复杂时，先按明显的证候进行治疗，等病证慢慢消失，更深的一些损害就可能暴露出来，再仔细辨经审穴，则可能针到病除。

内针治疗，一次进针不宜多，1～3针为妥，应观察每一针进针后的变化，仔细询问患者，然后再决定是否需要针下一针。

遇到效果不好时，需要及时反思，仔细查看病处的可能经络循行，特别注意一些支脉的走行。

重新翻看《黄帝内针》第128页："另外，尚需根据肩臂功能的不同障碍来区分所病，如腋前大筋属于厥阴，一般表现为上肢向后障碍，或者上抬外展受限……那么应考虑厥阴同气，上肢可选内关，下肢可选三阴交。"我觉得，当时扎内关可能效果也不错。

重新复习了一下《黄帝内针》肩部经络同气，发现自己取穴偏上了一些。肩部在手腕部的同气主要在腕后，如偏历（阳明）、外关（少阳）、支正（太阳）、经渠（太阴）、内关（厥阴）、通里（少阴）。或许治疗时在这些穴位附近取穴疗效更好一些。

书还是得多看几遍！

足跟痛 1 年余：涉及多条经络，亦可"逐个击破"

女性患者，65 岁，诉右足跟痛 1 年余，疼痛影响走路，足跟不敢着地。

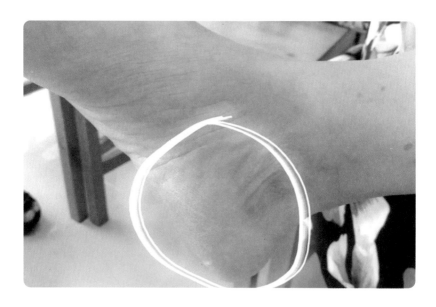

检查患足，患者整个右足跟部均有疼痛感，压痛。

1. 三焦经络

足跟痛为上焦；足跟部内侧为足太阴脾经、足厥阴肝经，外侧为足太阳膀胱经，底面为足少阴肾经，经络循行复杂。

2. 上下左右

右足跟痛，可在左侧上肢治疗。

3. 阿是取穴

考虑足跟对应掌根。遂先针左手掌根部手厥阴经之大陵穴。
针后痛立减。

再检查，患者足少阴肾经的然谷穴附近压痛。

此为足少阴肾经经气不利。下病上取，在手少阴心经的神门穴附近找到压痛点。针后痛减。

再检查，足太阳膀胱经的京骨穴附近明显压痛。

此为足太阳膀胱经经气不利。故在手太阳小肠经腕关节附近找阿是穴，在尺骨茎突阳谷穴附近找到压痛点，针后痛减。

7月17日复诊。患者诉明显好转。要求再针 1 次。遂按前法逐步施针，先后针大陵、太渊、阳谷。此后间隔 3 ～ 5 天针灸 1 次，共治疗 5 次，足跟痛基本消失。后因患者离开广州而失访。

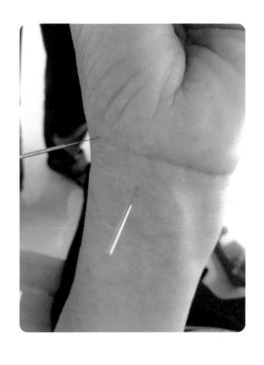

左胁刺痛1天：针刺方向略调整，治疗路径即转移

2017年7月18日，南方医院中医外科门诊。

患者，男，38岁。斑秃1月余，患者复诊，诉无明显诱因左乳下第5肋间刺痛，深吸气或走路急促时疼痛明显。

1. 三焦经络

患者左乳下第5肋间刺痛，痛处位于上焦，临近中焦；左乳下第5肋间为足阳明经所过，考虑为足阳明经经气不利。

2. 上下左右

左病右治，可在上肢右侧治疗。

3. 阿是取穴

因靠近中焦，故当时考虑从右手阳明经肘关节附近求同气。先指压曲池，未见明显酸痛、胀痛等反应点。

遂往下找。在右手三里处，触摸到硬结样物，压之酸痛明显。两侧对比，右手三里明显酸胀。

嘱数到"三"时，先咳一声，然后深吸一口气。医生同时随咳进针。

针后痛减，数分钟后已觉深呼吸时再无疼痛不适。

但诉憋气时左胁肋部胀痛不适。

位置位于足厥阴肝经循行部位，考虑厥阴经气不利。

在右手厥阴心包经间使穴处找到酸痛点。

针1针，痛减，但感觉仍痛。

有效，根据之前的经验，此时可将针拔出到皮下，然后向上或向下调整针刺的方向，往往有更好的效果。因疼痛位置靠近中焦，于是微调针尖向肘部方向刺入，患者诉针感明显，再呼吸，痛已消失。嘱留针45分钟左右。拔针时，患者已无不适！

按语：

内针强调用针尽量精、少。

有些证候复杂的患者，不要急于一下子解决所有的病痛，先针对主要症状的病位来判定所在经络的病变，然后根据"三二一"的方法求同气，下针。

针后及时了解患者病痛的变化，观察一会儿，再决定是否多针1针，还是稍微调整一下针的方向。

这个过程是训练自己增强辨识能力的重要步骤！

我想，这或许也是杨真海老师在《黄帝内针》中所强调的，每下一针都能在内针规范中找到依据的重要原因。

面部灼热：无效如何调思路？止热止痛兼止痒

患者，女，26岁，面部大量扁平疣复诊，予火针治疗。共做火针500余针。

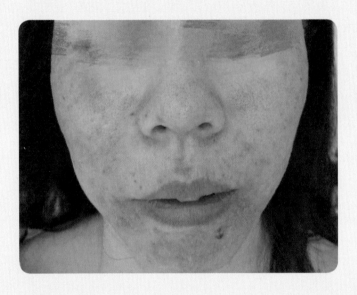

针后自觉面部灼热明显，难以忍受，需面部对着空调吹才感觉舒服。停吹空调就难受，已持续吹20多分钟。

我想不能再这样吹下去。想起之前内针止痒、止痛的神奇疗效，心想内针对这种情况说不定效果也很好。想到就行动！

首先想到治疗部位为面部，四总穴歌"面口合谷收"。患者为女性，男左女右，故针右手合谷。

针后询问患者是否有减轻，患者自觉没有改善。

针后无效，应该调整治疗思路！

我想到了平常常用的能快速止痒的穴位，即针患者右手（男左女右取穴）大拇指止痒穴（自命名，拇指背侧指间关节横纹中点取穴，平刺进针），约 2 ~ 5 分（按：针灸针的 1 寸等于 10 分）。

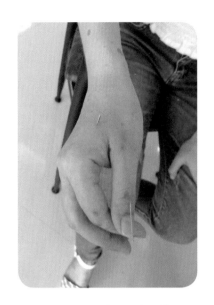

立即询问，已无不适。留针 15 分钟后拔针，等候 15 分钟后仍无不适。患者也直呼神奇，对中医针灸之疗效赞叹不已！

我感觉像发现新大陆一样！以后有类似的患者不妨再试试。也分享给大家，建议大家遇到类似病例时不妨试试这种针法。

按语：

学习《黄帝内针》后，经常体验到针灸的神奇疗效，让我迷上了针灸。

曾经在南方医科大学中西医结合医院皮肤科有两个患者，问诊时诉有肩周炎，经检查考虑是太阳经与少阳经经气不利，针右手（均为女性患者。一患者为左侧发病，举时左肩疼痛明显，足少阳胆经的肩井穴处压痛明显。故以右治左。另一患者双侧均发病，足少阳胆经的肩井穴处压痛明显，病情不分左右侧。按男左女右原则，应取右手）手少阳经外关穴和手太阳经后溪穴，也是针到病除。

这一段时间的内针实践，让我再次感受到"信印""同气""同中"在针灸治疗中的重要性。

希望一个个案例的分享，能够和学习内针的同道们一起坚定信心，不断提升，更好解除患者的疾苦！

希望我的学生们，能够在实习阶段就好好研习《黄帝内针》，建议至少读 6 遍，期间反复复习针灸经络穴位相关知识，然后在临床中找机会实践，不断精进，你们一定会爱上针灸，爱上中医！

耳痛：实习医生耳阵痛，黄帝内针一针除

2017 年 8 月 9 日下午，南方医院中医外科门诊。杨某，女，21 岁，实习医生，跟诊时见其手捂右耳，表情痛苦。询问知其右耳晨起开始疼痛，阵痛，渐加重，现疼痛持续难忍。病史：曾因右耳道内瘙痒 1 月余到南方医院耳鼻喉科检查，有霉菌斑，考虑是耳部真菌感染，医生告知用双氧水浸泡后再涂抗真菌药膏"美克"。用药 1 周后，晨起右耳开始疼痛，阵发性刺痛，午后加重，耳鼻喉科医生检查后嘱擦药不要碰到鼓膜，嘱观察。我想，那么痛，等它自己好多难受，于是对她说，针一针吧。

1. 三焦经络

头为上部，耳朵属于上焦。可在四肢腕踝以下求同气；右耳痛，首先考虑足少阳或手少阳经气不利，应在少阳经求同气。

2. 上下左右

右耳痛，右病治左，在左上肢治疗。

3. 阿是取穴

可在左侧手少阳经上的上焦（左手腕以下）取穴。双手拇指同时按压中渚穴，左侧明显酸痛。

遂针 1 针，询问学生："现在耳朵还痛吗？"

学生惊奇："好神奇，真明显不痛了！"

学生第一次感觉针灸有那么好的疗效！

我说："要好好学习针灸！"

针完，该学生不再用手捂着右耳，留针 45 分钟，拔针后疼痛基本消失。

第三天学生再次跟诊时，我询问该学生，学生反馈当天针后疼痛立即减轻，第

二、三天仍有隐痛，耳鼻喉科另一医生检查后考虑是双氧水浸泡过久，鼓膜水肿所致的疼痛，嘱用双氧水浸泡耳道半分钟左右就要擦干，后慢慢好转，偶有瘙痒。

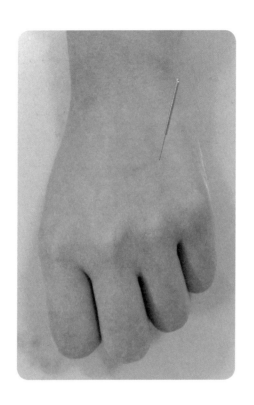

按语：

本例患者，当时其疼痛难忍，病位明确，按内针"三二一"法则快速求同气，找到中渚阿是穴，针后立即缓解。内针简便快廉。该患者疼痛缓解后没有再继续针灸治疗，可能与医者没有告知有关。以后用内针治疗疾病时要告知患者第二天如果还有不适应及时面诊，再行针灸治疗，巩固疗效。

口腔溃疡：大胆猜测，小心求证

某女，看皮肤病时诉近日口腔溃疡，疼痛难忍。左侧疼痛明显。

1. 三焦经络

口腔溃疡疼痛，在上焦；口腔溃疡疼痛难忍，面部多与足阳明胃经和手阳明大肠经经气不利有关。

2. 上下左右

左侧口腔溃疡疼痛，在右侧上肢治疗。

3. 阿是取穴

手阳明经上焦最知名的穴位莫过于合谷穴。合谷为手阳明大肠经上的原穴，在腕关节以下，在《黄帝内针》里，为上部，可以治疗上部的疾病。面口亦为上部，且与阳明同气。"面口合谷收"，口腔溃疡患者往往在合谷穴处有压痛点，针一针大多能缓解。

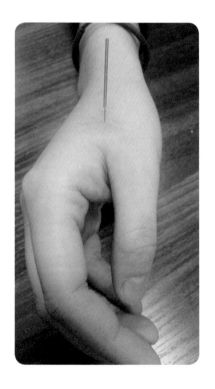

于是，我按了按患者的右手合谷，明显酸痛，遂针1针。

询问患者："现感觉如何？"患者答："真神奇，基本不痛了！"

留针45分钟。拔针，已无疼痛！

按语：

如果是舌边上的口腔溃疡，假如针刺阳明经合谷穴效果不好，可试试在少阳经上求同气。因为我想到：中医基础理论课老师在讲舌诊时，常说：舌尖属心，舌根属肾，舌中属脾胃，舌边属肝胆。我曾经按此思路治疗过自己右舌边疼痛。本人有一次突然右舌边疼痛，导致舌头活动僵硬，我立即针刺左手中渚穴，疼痛立即消退。仔细查看经络走行，《灵枢》中没有记录少阳经在舌部的循行，但有记录足厥阴肝经"其支者，从目系下颊里，环唇内"，足少阳胆经"下加颊车，下颈"。或许有肝经、胆经的支脉或络脉分布于舌边。拓展思考一下，或者舌头也可以再细分三焦（舌尖为上焦、舌中为中焦、舌根为下焦），或者又可分经络（舌尖为少阴心经，舌根为少阴肾经，舌中为太阴脾经或阳明胃经，舌边为厥阴肝经或少阳胆经）。此猜想是否正确，求教于读者诸君。

在我的临床中，舌尖部的溃疡，常在少阴心经求同气，常用少府、太溪；舌边部常在少阳胆经、厥阴肝经求同气，常用中渚、足临泣；舌根部常在少阴肾经求同气，常用少府、神门、太溪，往往收到立竿见影之效。

落枕：肩部有别细微求，越辨越明效越佳

患者女，学校同事，右枕部不适3天，颈不能向左转侧。按其右肩井穴（足少阳经）处疼痛明显。

1. 三焦经络

枕部在上焦；按肩井处疼痛明显，说明病处在足少阳经，故首先考虑为足少阳经经气不利。

2. 上下左右

右枕部不适，在左侧上肢治疗。

3. 阿是取穴

足少阳经肩井穴大致对应手少阳经外关穴。故在左手少阳经外关穴处求同气，找到明显压痛点。

告诉患者，我会数"一、二、三"，嘱患者数到三时向左侧转头。数到"三"时进针，患者转头，不适立即减轻！

再询问，诉右肩胛部及项部仍有不适。

肩胛部及项部为上焦；经络检查为足太阳膀胱经、手太阳小肠经所过之处，为太阳经经气不利。

故在左手手太阳小肠经腕关节附近找压痛点，发现养老穴与支正穴间、外关穴外上有一个明显酸痛点。

进针，患者诉肩胛骨不适缓解。

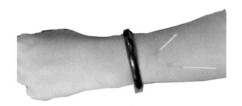

2017年8月25日，当天我乘飞机从广州飞往南京参加世中联皮肤科学术年会，由于当天南方天气不好，飞机迫降在合肥，期间等了4个多小时，人很累。重新上飞机后，感觉右肩颈部异常不适，头右转时，右颈部紧绷感。不好，落枕了。

赶紧拿出随身携带的针灸针，按平时的习惯，先后针了左手后溪、中渚穴，活动右肩部，稍微缓解。留针10多分钟，仍感不适。

取出随身带的《黄帝内针》这本书，翻开第126页，复习起"肩部经络（同气）"，发现我取的后溪、列缺穴其实是作者杨真海老师在"颈项经络（同气）"中讲的，

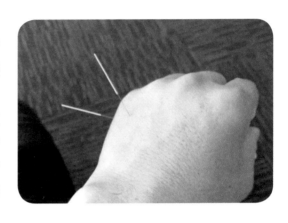

似乎与肩部同气不一样。而我的不适主要集中在右肩部手阳明经循行部位，对应点标注的是手阳明大肠经的偏历、足阳明胃经的下巨虚。

看到此处，立即按压自己左手偏历穴附近，确实有明显压痛。即针1针，局部酸胀麻木感特别明显，放射至整个左手外侧，下至小指。

立即活动自己的右手，带动肩部活动，感觉不适感如云雾般快速散去！

留针将近30分钟，取针，再无不适。

按语：

这次的亲身体验，让我体会到求同气的重要性，再次复习让我牢牢记住了肩部同气的部位主要是在腕踝关节往肘膝关节约3寸左右的部位。以后再遇到肩部的问题，应在太阳的支正、跗阳，阳明的偏历、下巨虚，少阳的外关、悬钟，太阴的经渠、三阴交，厥阴的内关、三阴交，少阴的通里、三阴交附近找阿是穴，效果可能会更好！

左足痛、颈部淋巴结肿痛：用好"三二一"，病痛依次除

患者女，约40岁，学校（南方医科大学）同事，南方医科大学中西医结合医院复诊。诉上次针灸后，左脚疼痛已明显好转，足外翻时外踝下方仍有不适，指压左脚金门穴（属足太阳膀胱经），有明显酸痛。

1. 三焦经络

脚踝的部位属上焦；病所处经络为足太阳经。考虑是足太阳经经气不利，应于对侧手太阳经求同气。

2. 上下左右

病在左侧，以右治左。在上肢右侧治疗。

3. 阿是取穴

在右手的手太阳经上焦腕骨穴处找到明显酸痛点。

随咳进针，同时外翻左足，针后痛减。留针45分钟左右，拔针，已无不适。

患者感觉神奇，问："颈部痛能不能帮我扎一针？"

检查：双侧翳风穴（手少阳三焦经）附近触及绿豆大小淋巴结，触痛，活动度好。双侧均痛，病情左右区别不明显。

1. 三焦经络

颈部是上焦；颈部双侧翳风穴附近触及淋巴结，部位属于手少阳三焦经。

2. 上下左右

在上肢或下肢治疗，双侧均痛，根据《黄帝内针》总则，病情左右区别不明显时，按"男左女右"取穴，在上肢右侧治疗。

3. 阿是取穴

考虑是少阳经气不利，部位在上焦。对应在腕、踝关节附近。

上肢取穴，在右手手少阳经外关穴处找到明显压痛点，右侧强于左侧。

遂针1针。针后颈部疼痛基本消失，继续留针30分钟至下班。拔针，已无疼痛。

按语：

内针疗效我已经很确信，如果针后效果不好，是我学得不好，求同气没有求好，不会再怀疑内针。

前几天有朋友留言，强调内针针法不可同时针左右手，当时不甚理解，后来咨询同道，明白了。总则中的"阴阳倒换求"没有充分应用！最好的学习是在实践中思索，在总结分享中接受批评与帮助。

愿我的分享能够让更多的朋友了解内针、相信内针，进而学习应用内针！

欢迎大家到我的微信订阅号（扶阳中医赖梅生博士）文章后面留言批评指正，或提供更好的治疗思路。

找我针灸的朋友，如果病情没有完全消退之前，建议跟随我的门诊多针几次。

少腹胀痛：患处经络若复杂，细细检查详分辨

严某，女，29 岁。痤疮复诊。患者诉左侧少腹胀痛，轻压痛。

诊见面色暗，痘印多，二便调，易醒，心烦不安，月经期长，8 天净，末次月经：7 月 25 日～8 月 1 日。血块多，痛经，冬季畏冷，四肢冰冷难温。舌淡暗，边有齿印，苔白腻，脉沉。

1. 三焦经络

少腹病位在下焦（可"阴阳倒换求"至上焦）；少腹部经脉从中间到左侧，分别是任脉、足少阴肾经、足阳明胃经、足太阴脾经、足厥阴肝经和足少阳胆经，经检查考虑是足厥阴肝经经气不利。

2. 上下左右

左侧病痛，左病治右。在上肢右侧治疗。

3. 阿是取穴

病在足厥阴肝经下焦，下病上取，可以在四肢腕踝关节附近手足厥阴经上取穴。即可在右足厥阴肝经或右手厥阴心包经上取穴。

上肢取穴比较方便，先在右手厥阴经劳宫穴处按压，找到明显压痛点。

即针右手劳宫 1 针，询问患者，诉少腹胀痛减轻。

留针数分钟后，再询问患者，诉靠近中线处仍有胀痛，压痛。细问，诉痛处不在中线，只在靠近中线处。

考虑是足少阴肾经所过区域，故在手少阴上焦的少府穴再针 1 针。患者诉疼痛消失，再按压时已无不适。

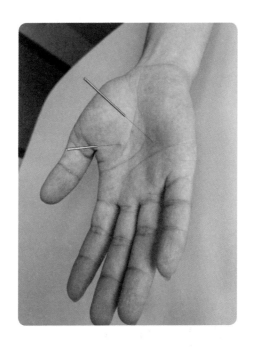

中药辨治（略）

2017 年 8 月 20 日复诊，面部痤疮已明显好转，上次针灸后再无腰痛，少腹部也未出现不适。中药继上方治疗。

按语：

少腹部位经络循行众多，经络间还有交叉，辨别经络有时很复杂。必要时应解开患者衣服，仔细询问、触诊，从不适最明显处思考所属经络来求同气。求同气时还可以在多条可疑经络的同气点间进行对比和同一条经络的同气点进行左右对比，比较容易找到酸胀最明显的穴位，然后进行治疗。

腕关节疼痛：内针何以"一针灵"？

陈某，女，30岁。慢性唇炎患者，唇炎已愈，上周复诊时诉双膝关节冷痛1个月余。上周就诊时针刺右手曲池、手三里和手五里后留针45分钟左右，诉双膝有发热感。今日复诊，膝冷感觉好转。要求继续针灸治疗。继续按上次方法治疗，取穴如下图。

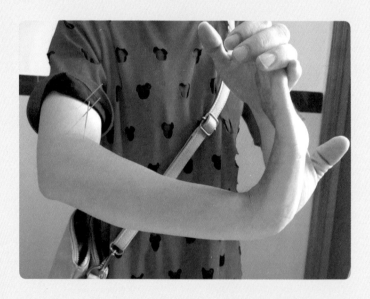

另诉右手背伸时（如上图）腕关节中点处（阳池穴附近，手少阳经部位）有压痛，也让我帮忙治疗一下。

刚好前些日子，我自己的右手因打羽毛球也出现类似疼痛不适，不能背伸，比该患者严重一些。当时治疗思路如下：

1. 三焦经络
病位在手部属上焦；当时我考虑是手少阳经经气不利。

2. 上下左右

右侧病痛，以左治右。在下肢左侧治疗。

3. 阿是取穴

腕对踝，右病治左，故在左侧足少阳胆经丘墟穴处求同气。按之有明显压痛点。

针1针，明显缓解。经两次内针治疗后手腕痛已消失。

想到此处，当即按压患者左足足少阳胆经丘墟穴附近，找到一个明显压痛、酸痛点。

即针1针，嘱使劲背伸右手腕，疼痛消失。

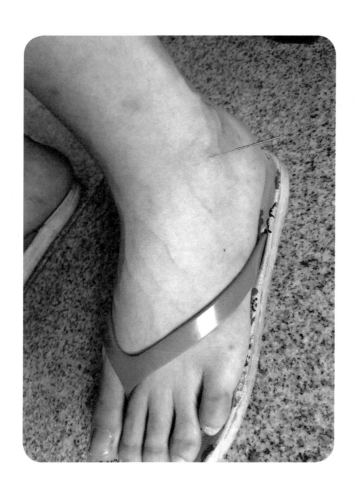

踝关节痛：体验"医不自治"，必须精细辨证

2017 年 8 月 18 日晚家中。我爱人踝关节扭伤后疼痛已有 1 年许。1 年来看过不少医生，除了局部理疗、按摩外，就是好好休息，效果一般，时时隐痛不适。右外踝下方压痛明显。

她特别忌怕针灸，所以我很难说服她接受针灸治疗。

1 个月前，我看到《一针疗法》中有一个案例与她的病情很相似，作者一针效果明显，给她看完这个案例后，她答应一试。

当时检查右外踝下方（根据《黄帝内针》为上焦、足太阳膀胱经）压痛明显，根据《一针疗法》应取右手养老穴（根据《黄帝内针》为上焦、手太阳小肠经）。

《一针疗法》的治则为右病右治。而《黄帝内针》的总则是右病左取。我决定用内针的方法来查看养老穴（手太阳经）。故我选择按她左手养老穴，发现酸痛明显。随咳进针，嘱活动踝关节，疼痛明显减轻。

但那天针后，养老穴处酸胀明显，之后一直不敢再针。

晚上睡前，爱人说双足外踝前下方不舒服，想到白天右手腕痛的病案。〔编者按：上例，右手腕处痛（阳池穴附近，手少阳经部位），腕对踝，右病治左，故在左侧足少阳胆经丘墟穴处求同气，我在丘墟穴附近找到明显压痛点后，一针扎下去，疼痛明显缓解〕

此案例的患者与我爱人的疼痛处与治疗处刚好相对。

故说服我爱人，只要针 1 针，足踝痛就会缓解。

最终她同意了，强调只针 1 针！

她双足外踝前下处不适，左右不分，按男左女右的原则，取右手阳池穴（手少阳三焦经）附近压痛点，随咳进针，同时活动踝关节。

针入痛减！

按语：

每一个内针案例都教会我很多。

腕关节处疼痛与足关节处不适，痛处与下针处刚好相反，印证了《黄帝内针》中关于执两用中的阐述。

关于腕踝对应的法则，随着实践的深入，并不停地分析与再学习研究，案例间可相互借鉴，不断启发，使得临床面对各种证候时，我感觉更有信心了。

俗话说"医不自治"，准确地说是："医生往往给自己或家人治疗的时候，反而有更多障碍。"毕竟面对的是自己的家人，有时候精细的检查反而不如给诊室的患者那样严肃、规范。比如在本例，我爱人的患处，是在足部的外踝下方（偏于太阳经），还是在外踝前下方（偏于少阳经），难以做到门诊患者的配合度。所以，我一开始按前者（太阳经）诊治，效果不是很好。后来再按照少阳经诊治，就取得了较好效果。看来，即使是给自己和家人诊疗，必要的严肃性和仪式感也是很有必要的。

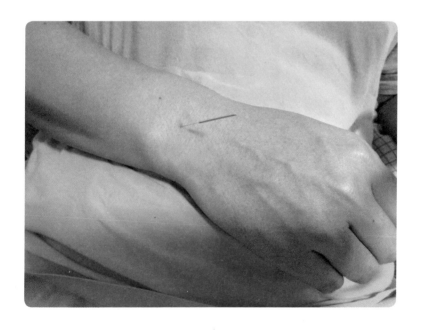

感冒，双侧头痛难忍 3 天：一针一导引

2017 年 8 月 16 日晚 10:30，运动完之后回家，看到侄女给我手机打了数个电话。回拨，诉其家公感冒头痛不适 3 天，看了医生，用西药无效，问我能不能去看看。想想明天上班没空，于是走路 5 分钟上门看诊。

患者男，61 岁，双侧头痛难忍 3 天，恶风，恶寒，少汗。二便调，纳可，难入睡，易醒。舌淡苔腻，脉弦滑数，沉取乏力。患者不愿服中药，且天色已晚，首选内针治疗。

1. 三焦经络

头位于上部，为上焦；头痛位于头部侧面，病位以足少阳胆经为主。

2. 上下左右

双侧头痛左右轻重难分，应按"男左女右"取穴。为了方便，在上肢左侧治疗。

3. 阿是取穴

病在上焦足少阳胆经，可在左侧上肢上焦手少阳三焦经取穴。对应部位在手背处。按压中渚穴附近有明显酸胀。

针左手少阳经中渚穴，侧头痛缓解。

另：患者诉腰背部酸痛。

考虑为督脉、足太阳膀胱经经气不利，可在后溪（后溪通督脉，督脉主一身阳气）求同气。

遂针左手后溪穴，背痛即减轻。

患者又诉近来心烦胸闷。

心胸内关谋，即针左手内关穴。

留针 20 分钟，患者上述不适已全部消退。已经很晚，拔针。

两天后电话了解，患者针刺后已无不适，未再服药。

按语：

本例患者辨证当属太阳与少阳合病。我在用内针时，还是从患者最明显的症状开始着手，先辨病位（头部侧面、背部），再辨经络（足少阳、足太阳、督脉），再求同气。先少阳，再太阳，最后督脉，每下一针，就导引患者，随患者感觉的变化来决定是否再针下一针。

对于患者来说，如果侧头痛，可以先用手按压中渚穴，右边痛甚按左手中渚穴，左边痛甚按右手中渚穴，两侧均痛，左右差不多时，则按男左女右取穴，多可缓解！

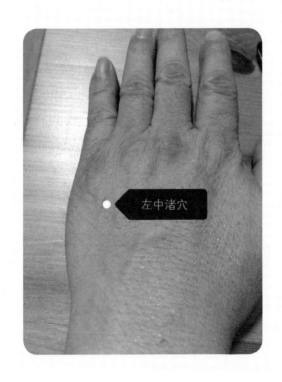
左中渚穴

声音嘶哑：咽部疾病的诊疗思索

伍某，男，28岁。因面部脂溢性皮炎、背部毛囊炎复诊。诉近来下肢皮肤瘙痒，大便次数增多。纳可，口干口苦。心情好。舌淡，苔薄白，脉沉。另诉声音嘶哑4天。

1. 三焦经络

患者声音嘶哑，病位在上焦，宜在四肢腕踝关节附近求同气；此处经脉循行主要有任脉。感觉咽痛不在两边，仅在咽喉前面位置，故没有考虑足阳明、足少阳经，而首选任脉。

2. 上下左右

为方便，在患者上肢治疗；患者为男性，男左女右，故取左手治疗。

3. 阿是取穴

手太阴肺经上有列缺穴通任脉，且刚好位于手的上部（上焦），符合内针原则。故在左手列缺进针。

针入后自觉舒服一些。留针。

中药辨治（略）。

开完中药，患者诉声哑好转，但仍有不适。

考虑会不会与足少阴肾经经气不利有关？

颈部对应于手足的腕踝关节附近。于是，我在左手少阴心经腕部附近找阿是穴，发现神门穴按压有明显酸痛，遂针1针。

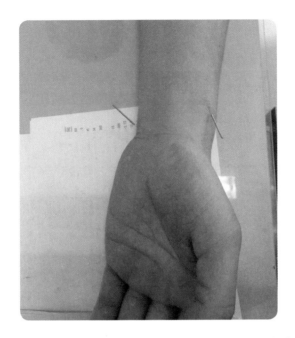

患者自觉咽喉部舒服很多。留针，嘱带着针去取中药，取完中药后拔针。大约50分钟后，患者回诊室拔针，我听他说话的声音已经很清亮，不再嘶哑。

按语：

1. 这是我首次用内针治疗声音嘶哑。当我在问诊中听到患者的声音跟平时不一样而沙哑时，我就想起了通任脉的列缺，因为之前治疗一些咽喉部不适、疼痛的患者，取列缺往往效果非常明显。

2. 后来效果不是特别好，我又考虑是足少阴的问题。为了方便，我在手少阴求同气，加针1针，效果显著。让我想起《黄帝内针》第125页颈项经络同气中讲到"从内里而言，少阴和太阴都循行咽部，因此，咽部的问题，如常见的咽痛、音哑，可不可以考虑少阴和太阴的同气呢？当然可以！比如我们可以刺太渊或者太溪。总之，我们在规范以内灵活地运用四总则，同样一个问题，会有诸多不同的解决方针"。

3. 书需要多读几遍，反复研习，遇到疗效不好时，不妨回去翻翻《黄帝内针》，书中或许有几句话会让你豁然开朗！

4. 经常性地总结内针治疗的案例，回顾诊治过程，再回到书上去找证据，我们就能发现，可能有更好的治疗方案、更好的下针点，下一次遇到类似的症状时，我们思路就会更加清晰。

肩周炎：左思右想如何提高针刺疗效？

李某，女，38岁，南方医科大学老师。1个月前因看到我在微信公众号连续发了一些内针止痛的案例，就专门到中西医结合医院皮肤科找我治疗肩周炎。经过每周1次共3次的内针治疗，同时配合中药内调，已有很大的改善。

第一次接诊时，患者右手前举不能超过90°，侧举大约100°，后伸不超过30°。整个右肩非常僵硬，肩周多处明显压痛。

1. 三焦经络

肩部为下焦（阴阳倒换至上焦），治疗应在上部，如四肢腕踝关节附近；肩部经络主要有手太阳小肠经、手少阳三焦经、足少阳胆经、手阳明大肠经、手太阴肺经、手厥阴心包经。

2. 上下左右

可在上肢或下肢治疗；病位在右，按内针总则，右病治左，应取左侧穴位，可在上述相关经络左侧上取穴。

3. 阿是取穴

第一次治疗，我主要在手太阳经的后溪、手少阳经的中渚和足太阳经的昆仑进针，嘱针刺的同时活动肩关节，效果不错，患者疼痛明显减轻，右手的活动范围明显扩大，肢体活动范围至少提高了20°。

第二、三次治疗，因我重新学习《黄帝内针》关于肩部经络同气后，感觉自己的取穴偏下了一些，应该在腕踝关节上3寸左右取穴可能会更好一些。于是先后取了左手少阳外关、太阴孔最，左足厥阴太冲、太阴三阴交。效果又好一些。

第四次复诊时，治疗前检查患者右上肢前举约120°、侧举约130°，后伸约15°。

我左思右想，如何来提高针刺的疗效？

首先想到前几次为了方便，我多在手上取穴，没有充分应用"上病下取"的原则，所以今天要以左下肢为主要施针部位。

其次，之前几个案例刚开始进一针效果不是特别好，而在同条经络上下多进一针后效果就出奇得好，我想这或许就是杨真海老师说"阴阳倒换求"的一个妙用吧，我说这就是"加强"（注意：未经杨真海老师审核指导，仅供读者参考）。

我首先针了左足太阳跗阳穴，患者感觉明显酸胀，再活动右手时，感觉轻松了许多，手臂前举可达 140° 左右。

再按左足少阳经阳陵泉有明显压痛，再针 1 针，患者感觉肩部更加轻松了。

患者自觉肩髃穴（手阳明经）附近疼痛明显，压痛，考虑是手阳明经的问题，可在足阳明经上求同气。

按压足阳明经陷谷有明显压痛，即针 1 针，患者感觉疼痛明显减轻。

再在足阳明经解溪穴处加针 1 针来"加强"。

针后留针近 1 个小时，期间嘱患者多活动肩部。拔针后，患者右肩明显轻松，手臂前举可达到 160° 左右，外展达到 140° 左右，后伸可以达到 40° 左右。患者感觉这次治疗效果非常明显。

该患者还在继续治疗中，病情已有明显好转，但仍未达到我作为医者所期盼的理想状态。患者每次治疗后都会明显好转，但过后总会有一些反复。患者自己对于疗效倒还比较满意，因为相对于之前的治疗，内针疗效要好很多，她说重新燃起了希望。

按语：

这个患者的治疗，总体来说是有效的，但患者病情已经很久，肩关节僵化明显，治疗需要假以时日。患者工作比较忙，只能每周治疗 1 次，这可能也影响着疗效。我认为，这类难治性疾病，最好能够每隔 1～2 天治疗 1 次会更好一些。遇到类似患者，不要放弃，坚持就有希望！

乳房胀痛：立竿见影常用穴，还可同经再"加强"

包某，女，41 岁。乳腺增生病复诊，诉去年服中药 1 个多月后没有再疼痛。此次乳房胀痛 20 余日不能缓解前来就诊。患者诉双侧乳房外上象限及腋窝部疼痛明显，压痛明显，痛引肩背。眩晕。二便调，纳差，难入睡，梦少，易醒。心烦易怒，口干。下肢冰冷难温。面色暗。舌淡，苔薄白，脉沉。

1. 三焦经络

乳房部位为上焦，治疗应在上部，如四肢腕踝关节附近；疼痛部位在乳外侧、腋窝部位，主要在手厥阴心包经。

2. 上下左右

为方便，优先在上肢治疗；疼痛左右均明显，按内针总则，男左女右，应取右侧穴位。故可在右手取穴。

3. 阿是取穴

首先想到手厥阴心包经上的内关，"心胸内关谋"，按压酸痛明显，即针右内关。

乳房疼痛明显减轻，诉乳外侧微痛，加针劳宫穴 1 针来"加强"，痛消失。针后患者乳房胀痛已无明显不适。

中药内调（略）。

患者又诉双耳肿痛不适 1 年余。

考虑此与足少阳胆经、手少阳三焦经和足少阴肾经有关，首先考虑少阳经气不

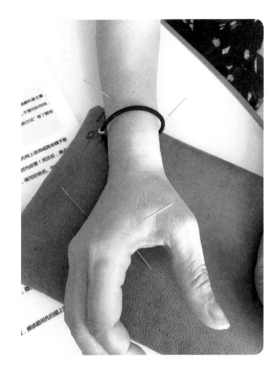

利，即针右手（男左女右）少阳中渚穴。

针完患者感觉双耳清爽一些。

再针右手少阳经外关穴"加强"，患者感觉双耳疼痛基本消失。

患者又诉口干，即针右手阳明经合谷穴，诉口干缓解。

按语：

1.乳房胀痛往往是乳腺增生症的一种表现，多为肝郁气滞，与患者一段时间以来情志不遂有关，我平日开中药多以疏肝解郁止痛为主，效果不错。而自从学习内针以后，总觉得药力总是慢一些，针则可立即止痛。个人经验：内关对于乳房胀痛往往有立竿见影的效果，必要时在内关穴上下同条经络上进针来加强疗效。

2.针药结合。由于患者在外地，不可能经常来做治疗，而身体又比较亏虚，需要针药并用，以达最好的疗效。内针可快速解决患者当下的疼痛，大大增强患者对医生的信任和战胜疾病的信心。优秀的中医，应该能够针药并用，根据患者的病情来选择最佳的综合治疗方案，与大家共勉！

而学习《黄帝内针》我认为是中医人学习针灸最便捷的入门之路。

阴痒：3 年瘙痒，一针"止痒穴"，一针"三二一"

杨某，男，30 岁。阴部、上肢瘙痒反复 3 年余。检查阴部未见明显异常。二便调，纳眠可，心情正常，舌淡，苔腻，右脉滑，左脉沉。

1. 三焦经络

阴部为下焦，阴阳倒换至上焦，故治疗应在上部，如四肢腕踝关节附近；阴部主要与足厥阴肝经有关。

2. 上下左右

为方便，首选上肢手部进行治疗；瘙痒不分左右，按内针总则，男左女右，应取左侧穴位。可在左手上焦厥阴经上取穴。

3. 阿是取穴

首先想到瘙痒可以用止痒穴（大骨空穴）进行治疗，针 1 针，瘙痒减轻。

患者诉：阴部触摸时仍有瘙痒感。

即在左手厥阴心包经上找阿是穴位，劳宫穴按压酸痛明显，即针 1 针，留针 45 分钟，拔针时已无不适。

1 周后复诊，患者诉针后没有再瘙痒，服中药巩固 1 周。

附：中药辨治

（1）辨证为厥阴病，方用乌梅丸加减如下：

黄柏 10g，党参 10g，桂枝 10g，黑顺片 10g，细辛 10g，黄连 10g，当归 5g，花椒 5g，干姜 10g，乌梅 20g，紫苏叶 15g，徐长卿 30g。

7 剂，每日 1 剂，水煎服。

（2）阴囊局部外涂肤痔清软膏以润肤止痒。

按语：

1. 3 年的瘙痒，2 针基本搞定，再服中药调理巩固疗效。我再次感受到内针的神奇。在瘙痒性皮肤病的诊治过程中，我现在习惯性地先扎 1 针止痒穴，绝大多数患者可以立即止痒，余下一些患者瘙痒不解或个别部位瘙痒不解时，再按内针"三二一"法则来选择同气的阿是穴，效果很好。

2. 瘙痒的内针治疗，有时 1 次可解，有时需要多次治疗，如果瘙痒严重，建议每 1~2 天针灸 1 次。同时应配合中药内调，必要时配合外用药物来综合治疗。

痤疮，腰酸胀，少腹胀痛：针药并用互参照

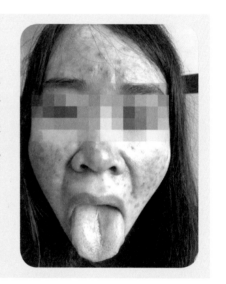

严某，女，29岁。痤疮患者复诊。面色暗，痘印多，二便调，易醒，心烦不安，时有口腔溃疡。月经期长，8天净，末次月经是7月25日～8月1日，血块多，痛经。冬季畏冷，四肢冰冷难温。舌淡胖，苔微白润，边有齿印，脉沉。

1. 患者就诊时诉腰酸胀，以正中部明显

腰酸胀，病位在下焦（阴阳倒换至上焦），可在上部取穴；腰酸胀，主要与督脉、足太阳膀胱经、带脉有关，患者腰酸胀以正中部明显，督脉主一身之阳，其中百会穴位于颠顶，按压有明显酸痛，即针百会1针，诉腰酸痛明显缓解。

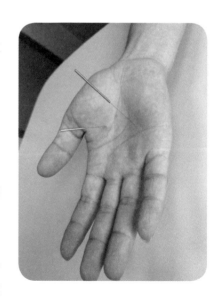

2. 患者又诉：左侧少腹胀痛，压痛，压痛部位偏于外侧

左侧少腹胀痛，压痛，压痛部位偏于外侧，病位在左侧下焦（阴阳倒换至上焦），宜在右手腕关节、右足踝关节附近取穴；根据压痛部位

偏于外侧（少腹部位从中线到外侧主要有任脉、足少阴肾经、足阳明胃经、足太阴脾经、足厥阴肝经和足少阳胆经），主要考虑是厥阴经的问题，于是在右手厥阴经的劳宫穴上求同气，按压确实有明显酸痛，即针右手劳宫穴1针，疼痛即缓解。

再按压手少阴心经少府穴，也有明显酸痛，即再针少府1针，少腹疼痛不适消失。

附：中药辨治

患者冬季畏冷，四肢冰冷难温，为脾肾阳虚。面部痤疮、易口腔溃疡为阳气浮越于上，局部阳气有余则化为火。面色暗，痛经，血块多，均为阳虚血瘀所致。故辨为阴火证，宜温阳散寒、引火归元。不可动辄清热解毒，病必不除！处方如下：

牡丹皮15g，桃仁10g，赤芍10g，白芍15g，桂枝15g，淫羊藿15g，干姜15g，黑顺片60g（先煎），熟地黄45g，盐巴戟天15g，麦冬15g，石菖蒲15g，豆蔻15g（后下），春砂仁5g（后下），肉桂10g（后下），茯苓15g，醋五味子5g。

7剂，每日1剂，水煎服。

2017年8月31日复诊，患者告知服上方感觉舒服一些。患者又诉：口腔溃疡复发第1天，舌尖疼痛，见一溃疡。

我想应尽快控制，不然又要痛好几天。根据以往的经验，我首先想到了手阳明经合谷穴，但仔细一想，疼痛在舌尖部，"心开窍于舌"，舌尖为心之苗，试试在手少阴心经的上部求同气。按"病在中，男刺左，女刺右"，取右手少阴心经少府穴，有明显酸痛，即针1针，舌尖痛减。

后随访，本次溃疡1天即愈，出乎患者的意料。

现月经第5天，刚开始两天小腹胀痛，四肢冰冷难温，舌淡苔薄白，脉沉。

气血亏虚，上方加当归5g、黄芪20g。

面部加复方美白面膜粉外敷，每日1次，每次50分钟。

按语：

联想起上一次针少府后，少腹痛立即消失，提示少腹痛与口腔溃疡均为少阴经经气亏虚，不能荣养或阳气浮越所致。《内经》曰："精不足者，补之以味。"该患者肾阳不足，肾阴亦不足，则少阴肾气不足，与中药内治采用温补肾阳、引火归元的治则是符合的。

伸舌不利 20 年，疑难杂症也能治

邹某，女，46 岁，慢性荨麻疹反复发作 30 余年，复发 1 年余，夜间瘙痒明显。予乌梅丸方加减，配合自血疗法（每周 2 次，每次 2mL，注射到双侧足三里穴，每穴 1mL），治疗 1 周复诊，诉瘙痒减轻，余背部夜间瘙痒较明显。便秘好转，纳眠可，心烦易怒好转。舌淡，苔白腻，脉滑，沉取乏力。观察舌象时发现患者张口较困难，伸舌困难，伸了几次，舌尖都只达下唇边缘，难以看见舌中和舌根部情况，说话也不是很利索。询问得知，患者舌头难以伸出至少 20 年。

这段时间在微信公众号"同有三和教育文化"看过很多黄帝内针学员用内针治疗疑难复杂病症的案例，很受启发，不断学习和借鉴，他山之石，可以攻玉。

我想这个患者舌头难以伸出至少 20 年，是不是也可以用内针来搞定？想到就做！

1. 三焦经络

舌处口腔内，地处上部，治疗应首选四肢腕踝关节以下部位（四肢的上部）；颜面部位与手足阳明经关系最为密切，舌头还与足少阴肾经、足厥阴肝经等有关。首选手足阳明经。

2. 上下左右

为了方便，我习惯门诊多选上肢，故定位在手阳明大肠经上；病变严重程度不分左右，按内针治疗规范，应按"男左女右"规则，患者女性，应取右侧穴位。

3. 阿是取穴

此时，我脑海中立即想到一句歌诀："面口合谷收。"

合谷穴位于手阳明大肠经上，且在腕关节以下的第 2 掌骨桡侧缘中点处，与面部同气。

即按右手合谷穴，找到一酸痛点，即针 1 针，嘱患者伸舌，已然可伸出下唇外 2cm 左右，嘱活动一下舌头，感觉灵活很多。说明同气点找对了。

数分钟后，患者自觉已明显好转，但我根据这段时间的治疗体会，此时如果在同一条经络附近穴位处再扎 1 针，往往能提高疗效。

于是我按了按三间穴，患者直呼酸痛，对了，这是阿是穴，于是再进 1 针，嘱不断做伸舌、左右活动舌头、张嘴等动作。患者感觉明显舒服了很多。嘱患者去交钱取药，45 分钟后来拔针。

拔针时，患者很高兴，几十年来，舌头第一次这么灵活，说话流利多了。

患者问：3 岁小孩舌头不灵活，说话不清晰，能不能针一针？我说：有机会可以试试。

按语：

我喜欢看同行的内针医案，看不同病症的治疗取穴有何可以借鉴，其思路是什么，只要别人做到了，临床上遇到类似病症时我就会更有信心。

我习惯用内针的"三二一"法则再去梳理同道的案例，会思考如果是我去治疗，我会选择哪些穴位，有没有可以替换的治疗方案，希望能够达到举一反三的效果。

之前看到另一个内针学员分享用内针治疗她小孩的高热，效果很好，这也给了我很大的信心。

前几天，我侄女的 1 岁半的儿子发热，服了小柴胡颗粒后好转，但准备回家时，发现额头又很烫了，侄女说开剂中药备用吧。我看天色已晚，药店基本关门了，就说，还是针一针吧。于是，摸了摸孩子的头面部，额部、面部烫手。

面口合谷收，直接针了一针左手阳明经上的合谷穴。

小孩大哭。我让家长抓紧小孩左手手腕，不让剧烈运动，防止断针等不良事故发生。约 5 分钟后拔针，再摸面部，温度已下降。安睡一晚，没有再发热。

牙痛 2 天：黄帝内针与传统针法之比较

1. 简要病史

助手，女，26 岁，上午门诊结束时诉牙痛 2 天。

因长智齿，左下第 2 磨牙处疼痛，伴牙龈外侧红肿胀痛，左牙关紧，上颚不舒，喜舌舔。口干欲饮，稍怕冷，遇凉风易喷嚏。汗出正常，纳可，饱餐易腹胀。现眠可，前两天曾烦躁难眠。目干涩。大便质中，日 1 次。小便略黄。月经第 6 天。手心热。舌淡胖嫩润，中有裂纹，微齿痕，苔薄白。脉滑略数，寸略浮，沉取乏力。

此为虚火上炎，当属阴火。

（1）首先根据之前的经验按患者右手合谷，压痛不明显。遂考虑足少阴肾经连舌本，之前有类似治少阴收效案例，故转寻手少阴心经求同气，按右手少府穴有酸胀痛，下针，不适缓解。

（2）数分钟后，疼痛不适仍明显，加扎右手阳明经合谷穴，针下有酸胀感，痛明显减轻，为了"加强"，又在手阳明经循行路线上找穴位加强。我想到了董氏奇穴之灵骨，本就有止痛效果，即针 1 针，痛又减，留针近 10 分钟，下牙齿痛消，牙龈痛仍有。

（3）我想再"加强"少府穴的作用，遂在右手少阴经的神门、通里、阴郄处寻找压痛点，在阴郄穴找到压痛点，即针 1 针，牙龈痛好转。

（4）此时，我觉得少阴经经气不利是需要重点解决的问题，效果虽有，但还不够，可能是没有按照"上病下取"的原则，如果在足部取穴效果应该更好。指压左足少阴经太溪穴，酸痛明显，即针 1 针，牙龈痛大减，留针。

综上所述，内针治疗先后取穴：少府，合谷，灵骨，阴郄，太溪。留针 45 分钟，疼痛消失，效果很好。

2. 师生对话

师：请分析一下针刺的机理。

生：下齿痛，为手太阳小肠经所过，心与小肠相表里，少府，手少阴心经荥穴，善清心火，经云："诸痛痒疮，皆属于心。"合谷，大肠经之原穴，"面口合谷收"，主下齿龋，口噤不开。灵骨，董氏穴，温补阳气（经验穴，灵骨配大白，对虚火牙痛有奇效）；阴郄，心经之郄穴，阴经郄止血止痛，清心养心。太溪，足少阴肾经之俞、原穴，同气相求，《流注通玄指要赋》云：牙齿痛堪治。

师：上述从针灸学常规理论分析得很好，但建议还是要养成按内针四总则的理论来分析。

生：可否按经络所过主治所及来取穴？比如取腕骨，小肠经原穴。配伍液门治疗下牙齿痛、齿龋痛。或者根据阴经郄穴多治血证、阳经郄穴多治急性疼痛，则下牙痛、目涩疲劳等症状，可再取小肠经郄穴养老穴吗？

师：其实，我这样取穴治疗，是基于内针的四总则并结合我之前的治疗经验而做出的选择。

阳谷为手太阳小肠经上的穴位，针灸学教材中写其主治功能之一就是牙痛，根据内针理论，该穴位于腕关节附近，属天（上）部，而手太阳经经过面颊部，可能对于后牙痛有效，可以尝试。

液门穴也属上部，为手少阳三焦经荥穴，手少阳经也经过面颊部，离牙齿远一些，感觉没有那么直接。如果按压有明显酸痛，也可尝试。舌边的口腔溃疡，我自己曾经体验过中渚穴，按压痛时，效果很好。

至于养老穴也不是不可以使用，但内针要求一定要简单、明了，能用一针就不用两针，故每扎一针我们都要按"三二一"或"四总则"的要求来选穴。而学习黄帝内针的过程中，更多时候要用"空杯"的心态来学习，必要时可借鉴一下其他知识理论，我的习惯是一定要回归到能用黄帝内针的理论来解释才会使用。

3. 后续随访

患者傍晚回家之后，又开始有点牙龈肿痛，自己在阳谷找到压痛点，先后针了阳谷、液门、养老、太溪，感觉好点。后来不放心，抓了引火汤合玉女煎，服了 1剂。2017 年 9 月 9 日随访，已无牙痛，牙龈微肿。嘱尽快处理智齿的问题，如果长的方向不对，歪了会顶住旁边的牙齿，久了容易破坏旁边牙齿。

痛经、乳房胀痛、尿频：多科病症全用针

> 杨某，女，30岁。面部痤疮反复发作4年余。一早去广东省中医医院皮肤科没有挂上号，在网上查到我在她家附近出诊，就过来试试。面部见较多丘疹和粉刺，诉月经期会加重。现月经第2天，痛经，现小腹中间隐痛不适，乳房胀痛。近来尿频，微尿急，夜尿3~4次。纳可，难入睡，梦多，易醒。心烦易怒，口干不苦，喜热饮。冬季下肢冰冷难温。舌淡，苔腻，脉沉。

1. 痛经

痛经，隐痛位于小腹，为下焦，根据"阴阳倒换求"，下部可上取；小腹中部隐痛，与任脉、足少阴肾经有关。

2. 乳房胀痛

乳房胀痛，病位为上焦；乳房痛，心烦易怒，心胸的问题，想到了"心胸内关谋"，内关为手厥阴心包经上部的穴位（乳房胀痛，位于胸部，往往与厥阴经有关，还与足阳明胃经、足少阴肾经等有关）。

3. 尿频

尿频，尿道不适感，位于下焦，根据"阴阳倒换求"，下部可上取；尿频，考虑是足少阴或足厥阴经经气不利。

故本次治疗可以在腕踝关节附近（四肢的上部）取穴治疗。

病位居中，或左右病症程度无明显差别时，按内针治疗规范，应按"男左女右"规则，故应取右肢穴位。

我首选从任脉、厥阴着手。

任脉经气不利，位于右手上部的列缺穴通任脉，按之有轻微酸胀，即斜刺1

针，患者感觉到有明显酸胀，询问患者小腹不适情况，答已缓解。

任脉在前为阴，督脉在后为阳，阴病治阳，可以取督脉上的穴位来治疗。先想到了百会，但我想还是针右手太阳小肠经上的后溪穴，后溪可通督脉，也是我治疗失眠常用的穴位。

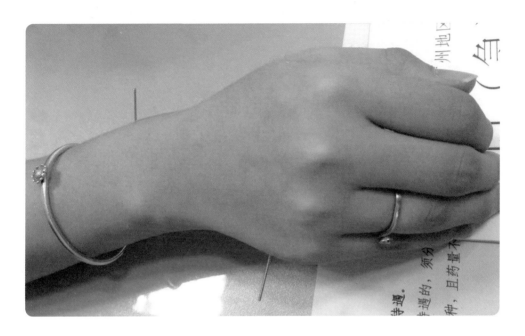

针入，再问时，患者小腹痛已消失。

内关为手厥阴经上部的穴位，按之酸痛明显，即针 1 针，乳房疼痛明显减轻，自觉心情舒畅一些。

患者近来尿频，检查尿常规未见明显异常，考虑是足少阴或足厥阴经经气不利。厥阴已针了内关，我想就针一下少阴吧，于是按压右手少府穴，有酸痛，针 1针。再让患者感觉尿道中的不适，诉舒服很多。

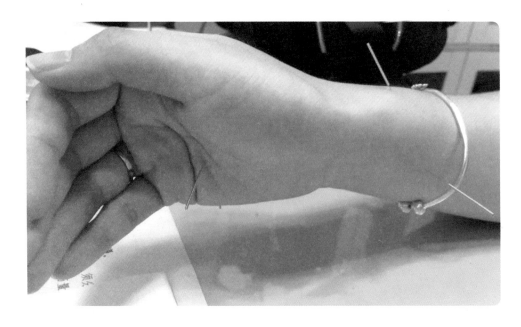

　　本次治疗，患者多种不适就这样随着针刺入穴而如浮云飘散。

　　针刺结束，患者又诉平时会腰痛。我说现在还会吗？患者动了动腰，觉得很奇怪，进来之前腰还一直痛的，现在已经不痛了。我说，因为针后溪和列缺刚好可以治疗她这种腰痛，所以好了。她又说，我背也不痛了。

　　中药辨治（略）

按语：

该患者症状多样，计划要去泌尿科、妇科、骨伤科等处诊治。我看完后，告诉患者，这些问题可以一起处理。

我先用针解决了当下患者明显的痛苦，余下就用一首中药方来内调就行，因为症状虽多样，分析起来主要原因是阳虚。阳虚则寒，寒则收引，则腰背酸痛；阳虚无法化水，则湿邪内生，津液不能上承则口干。肾阳虚则膀胱气化无力，津液不足则尿道不荣而不适，夜尿频多。

面部生疮，看似有热，宜首分阴阳，阴证则不可动辄清热，否则病必不除，而阳更虚。需明此痤疮乃阳气浮越于上，阳不能潜藏所致！其实头面部很多看似有热的病证，如脂溢性皮炎、激素依赖性皮炎、口腔溃疡、牙痛、复发性毛囊炎、酒渣鼻、麦粒肿、颈部淋巴结炎、咽喉炎等，只要患者诉冬季畏冷，四肢冰冷难温，舌淡，脉弱，则多属阴火，治宜引火归元，而非清热解毒或滋阴清热。清热解毒或滋阴清热虽也可临时获效，但久而久之，阳更虚，火易浮，病情必反复，甚至变生他症，如痛经、腰酸等，慎之慎之！

关于阴火证，推荐同道们阅读张存悌教授《阴阳辨诀的重大意义》《再谈阴火》等文章。

男性尿道瘙痒：探求多种辨证之路

李某，男，42岁，诉无明显诱因尿道瘙痒反复1周余。自觉阴茎中瘙痒不适，从尿道口直到会阴部，小便微灼热感。无尿频、尿急和尿痛。大便黏，不通畅。纳眠可，心情可，晨起口干微苦，舌淡红，苔微腻微黄，脉滑。否认冶游史。尿常规检查未见异常。

1. 三焦经络

病位在阴部，为下焦，根据"阴阳倒换求"，下部可上取，可以在腕踝关节附近（四肢的上部）取穴治疗；阴茎与足厥阴肝经、任脉、足少阴肾经有关。我首选从厥阴着手。

2. 上下左右

可在上肢或下肢治疗；病位居中，按内针治疗规范，应按"男左女右"原则，故应取左肢穴位。

3. 阿是取穴

（1）先试一试止痒穴，针1针，瘙痒减退不明显。

（2）内针取对穴后往往是立竿见影，针后痒不减，宜另求他穴。

按左手厥阴经劳宫穴，有酸痛，针1针，瘙痒缓解。留针15分钟后，明显好转，但仍有不适，在会阴部按压时还有不适感。

（3）有效，在同一条经络上"加强"，针左手厥阴经内关穴。留针20分钟，阴茎部瘙痒已消失，但会阴部仍有不适。

（4）会阴部与任脉、督脉、足少阴肾经密切相关。先针通任脉的左手列缺穴（手太阴肺经上穴位），患者感觉有所缓解。

再针通督脉的左手后溪穴（手太阳小肠经上穴位），患者有明显烘热感，会阴部不适感消退明显。

（5）留针一会儿后，仍有稍微不适，考虑很可能与足少阴肾经有关，遂将后溪穴处针拔出到皮下，调整针尖方向，向手少阴心经少府穴进针，即后溪透少府。针后，阴部已无不适。留针 40 分钟。

*** 疗效随访 ***

拔针时已无不适。大便每日 1 次，非常通畅。随访 3 天，期间再无不适。

按语：

1. 阴部的瘙痒多样化。之前有用止痒穴快速止住阴囊瘙痒的经验，而此次对于男性尿道却无效，后按照阴茎属肝经所主，在厥阴经上求同气，阴茎前、中部尿道瘙痒好转明显。但阴茎根部、会阴部瘙痒减轻不明显。后针列缺来通任脉，效可；再针后溪来通督脉，效更好。再调针尖方向通少府穴，以行少阴经气，疗效很好。

2. 根据此次经验，下次对于尿道瘙痒等不适的情况，可以首先考虑在任脉（列缺）、督脉（后溪）和少阴（少府）上求同气。

又想起《中医外科学》在"男科病概论"中引用《外科真诠》时言：男子阴茎属肝，尿道属小肠，阴囊属肝，肾子属肾。故尿道的问题似乎还可从手太阳小肠经经气不利来着手。当然，这仅是猜测，未必与《黄帝内针》吻合。

下次如果只用 1 针治疗尿道相关的问题，我会首选后溪穴。后溪为手太阳小肠经上的穴位，又通督脉，则可"从阳引阴"，对任脉病症也有治疗作用，又可透少阴经少府穴！

3. 内针的路上，学无止境！

会阴尿道疑难病，附加发掘"特效穴"

朋友，男，40岁，尿道灼热两小时许。诉会阴部尿道中有轻微灼热不适感，小便时感觉尿道灼热，尿后尿道内灼热不适明显。大便干结，尿黄。纳眠可，心情正常。舌淡红，苔薄白，脉滑数。

1. 三焦经络

病位在阴部，为下焦，根据"阴阳倒换求"，下部可上取，可以在腕踝关节附近（四肢的上部）取穴治疗；根据此前治疗男性尿道瘙痒的经验总结，会阴部尿道不适从任脉、督脉、手太阳小肠经、足少阴肾经考虑，疗效较好。

2. 上下左右

可在上肢或下肢治疗；病位居中，则男左女右，在左侧肢体上求阿是。

3. 阿是取穴

后溪为手太阳小肠经上的穴位，又通督脉，又可"从阳引阴"，对任脉病证也有治疗作用，又可透手少阴经少府穴！按压，寻找最酸胀处进针，针尖朝少府穴方向。

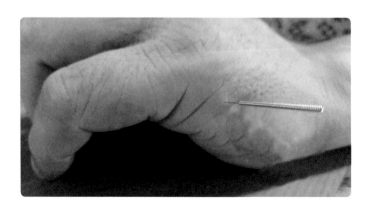

入针后，左手小指后溪穴附近酸胀麻木明显，尿道不适感觉"松了一些"，留针 10 分后明显好转。40 分钟后已无明显不适。

第二天微信随访，诉晨起已无不适。为了巩固，上午再做一次内针治疗，仍然针后溪。嘱多饮水，清淡饮食。随访 3 天，未再诉尿道不适。

按语：

本次治疗只取后溪 1 针，是基于上次治疗男性尿道瘙痒后的思辨"下次如果只用 1 针治疗尿道相关的问题，我会首选后溪穴。后溪为手太阳小肠经上的穴位，又通督脉，则可'从阳引阴'，对任脉病证也有治疗作用，又可透少阴经少府穴！"疗效很好，证实了自己的思考是对的，也就是后溪穴与男性会阴部尿道附近有着同气，这种同气是多维度的。

根据后溪穴 1 针可以通达 4 条经脉的特点，我们可以进行发散性思考：女性会阴部的问题也与任、督脉有关，尿道灼痛，属淋证范畴，《诸病源候论·淋病诸候》曰："诸淋者，由肾虚而膀胱热故也……肾虚则小便数，膀胱热则水下涩，数而且涩，则淋沥不宣，故谓之为淋。"提示还与足太阳膀胱经、足少阴肾经有关。女性会阴部的病证可以考虑从后溪求同气。

淋证容易反复，急性者建议内针连续治疗 3 次以上，以达更好持久疗效。慢性反复发作者，多为虚实夹杂证，治疗可能更复杂，除了针对急性期的症状来治疗外，稳定期应内针治疗或中药内调，坚持一段时间。

同时还需尽可能明确病因，特别是性传播疾病，以便更全面更规范地治疗。

手腕内旋疼痛不适：无效如何变有效？

张某，女，45岁。因面部反复起疹伴瘙痒两年余复诊。上周首诊时见面部红斑、脱屑，皮肤干燥，伴瘙痒明显，上下睑皮肤呈苔藓样变。二便调，纳眠可，心情可，冬季畏冷，四肢冰冷难温。舌淡胖，苔白微腻，脉沉。

曾在多家医院中西药治疗，疗效欠佳。本次复诊，诉面部好转很多，皮疹基本消退，瘙痒明显减轻，上次针后肩背部疼痛明显好转，只是右肩肩井穴附近还有一些疼痛。患者说上次各种疼痛比较多，忘记说右手腕有一次扭伤后手少阳经阳池穴处持续性疼痛不适已有4个月余，尤其是手掌内旋时，疼痛明显，伴小指、无名指和中指有麻木的感觉，不能做炒菜、拧衣服的动作，甚至拎一瓶矿泉水都感明显不适。

中药有效，服药无不适，继服上方1周。随即开始内针治疗。

1. 三焦经络

病位在腕部，为上部。可以在腕踝关节附近（四肢的上部）取穴治疗；仔细问诊检查，患者右手疼痛以腕尺骨茎突前下方的凹陷中为主，大约在手少阳三焦经阳池穴处，有压痛。旁边还有手太阳小肠经，反面有手少阴心经和手厥阴心包经。

2. 上下左右

可在上肢或下肢治疗；按内针治疗规范，右病治左，首先选择少阳经——左手少阳或左足少阳腕踝关节处穴位进行治疗。

3. 阿是取穴

内针至简，取阿是穴时，也应先用最简单直接的方法进行。按左手阳池穴，有酸痛。即针1针，嘱活动右手，已无不适。

> 患者又诉：尾骶部有一些酸痛不适。

考虑是督脉和足太阳膀胱经经气不利，可取后溪穴既治太阳又通督脉。病位居中，按"男左女右"，本应取右肢穴位，但患者已针左手了，不宜在另一只手上进针。于是采用"阴阳倒换求"的法则，右手为阴，左手为阳，故针左手后溪穴。针后尾骶部酸痛明显缓解。

再针列缺穴，通过任脉来从阴引阳，针入痛失。

> 患者又诉：右肩井处（足少阳胆经）疼痛不适。

考虑是足少阳胆经经气不利，按内针"肩部手足经络同气"，可针手少阳的外关或足少阳的悬钟。我让我的一位学生针患者左手外关穴，患者感觉效果不是很好。这位学生跟诊有一段时间了，我时不时让他去扎一扎针，结果他有时效果不错，有时不行。他的问题一是动手机会少，进针的角度有一些偏差；二是临证时不知如何选穴，这主要是《黄帝内针》这本书没有读透，导致理不明，法不牢，方不多，针不熟！嘱抽空多看看书，平时多练练针。

仔细看了一下学生下针的位置，进针处偏离了外关穴，偏向了肘部。肩井部位在下焦，阴阳倒换至上焦，下针部位应偏于上焦腕部而非中焦肘部。于是，我将针稍微拔出，将针尖方向稍微向腕关节方向调整再刺入，患者感觉明显好转。留针。过了一会儿，仍诉还有一些疼痛不适。

即针左足悬钟穴，疼痛基本消失。

＊＊＊中药辨治＊＊＊

诊断：脂溢性皮炎、慢性单纯性苔癣。

辨证：患者面部红斑、瘙痒，为局部阳气有余，化火生风；冬季畏冷，四肢冰冷难温，舌淡胖，脉沉，为阳虚征象。综上，此证辨为阴火证，治宜温阳补肾，引火归元。

处方：引火汤加减。

方药：

熟地黄 40g，盐巴戟天 15g，麦冬 15g，茯苓 10g，醋五味子 30g，黑顺片 30g（先煎 1 小时），石菖蒲 15g，淫羊藿 15g，肉桂 10g（后下），豆蔻 10g（后下），徐长卿 30g，紫苏叶 15g。

每日 1 剂，水煎 2 次，混匀分两次服。

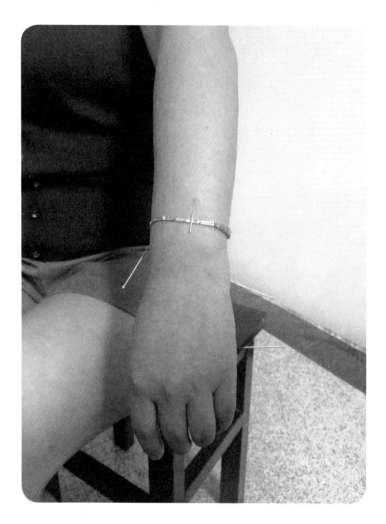

按语：

1. 在这个患者身上我对内针的"易用难忘"特点有深刻的感受。首先是患者自己很难忘，觉得疗效很好，这次还带上爱人一起来，想让我也给他看看体质。其次，其老公在见证治疗过程中，感受到了内针的神奇，决定也要来体验。

补挂号回来，其老公诉双手臂外侧隐痛不适已有很长一段时间，经治疗已缓解，但时不时仍有不适。检查双手臂在肩髃穴下臂臑穴附近有明显压痛、酸痛。

此处与手阳明经关系密切。

根据阴阳倒换求的原则，肩部为下部，下病宜上取。两侧均痛，男左女右，应取左侧肢体穴位。根据《黄帝内针》"肩部经络同气"，上肢肩髃穴对应下肢下巨虚，曲池在下肢的同气点是足三里（见《黄帝内针》"中焦经络同气"）。

又根据臂臑在肩髃与曲池连线上，所以我在下巨虚与足三里连线间找同气点，在条口穴找到压痛点，即针1针。再按压手臂，痛处已消失。

熟记《黄帝内针》中各条经络的参照点，就可以将人体用经络进行区隔、网格化，便于临证时更易、更快、更准寻找同气点，正如《黄帝内针》书中所说："以这个方法类推，身上任何一处不适，都能找到解决的方针。因为都能找到同气！所谓同气，是因为同中！"

2. 头面部疾病常有上火的表现（红、肿、热、痛），常被患者甚至中医生误诊为实热证，动辄清热解毒，有些虽有一时之效，可久之必伤阳气，虚火更易浮越！慎之！本例患者前医多用清热法，无效，辨阴火证疗效确切！望同行及中医学子留心此证，关注扶阳，顾护阳气为要！

左内踝骨裂后疼痛：内针依次除病痛

钟某，女，26岁，面部痤疮反复4年余。面颊及额部较多丘疹，色暗。面色暗淡无华。二便调，纳眠可，心情可，月经正常，痛经，经前乳房胀痛，冬季四肢冰冷。诉左内踝骨裂1月余，外院已明确诊断，并做了一些处理，现仍有隐痛不适，舌淡，苔薄白，脉沉。

1. 三焦经络

病位在踝关节处，属上焦，治在四肢上部，可以在腕踝关节附近（四肢的上部）取穴治疗；检查患足，在左内踝前、下、后均有压痛，经络主要有足厥阴肝经、足太阴脾经和足少阴肾经。

（扫一扫，收看诊治视频）

2. 上下左右

病位在左在下，左病治右，下病治上，决定在右上肢腕关节附近求阿是。

3. 阿是取穴

（1）最明显压痛处在足厥阴肝经中封穴附近，对应在手厥阴大陵穴处找到压痛点，针1针，诉足部疼痛减轻，再按压中封穴，压痛明显减轻。

（2）再按足太阴经商丘穴附近，压痛明显，为足太阴经经气不利，在右手太阴经太渊穴找到酸胀点，即针1针，左足疼痛又明显减轻，按压商丘穴时，疼痛已明显减轻。

（3）再检查，足少阴肾经照海穴处有明显压痛，这是足少阴肾经经气不利，在右手少阴经神门、阴郄、通里及灵道进行按压，比较发现通里穴酸胀比较明显，即针1针，左足酸痛基本消失，再按照海时，疼痛已不明显。

再仔细按压左踝关节周围，未见明显痛点。留针，嘱不停走动。45分钟后拔针，已无不适。

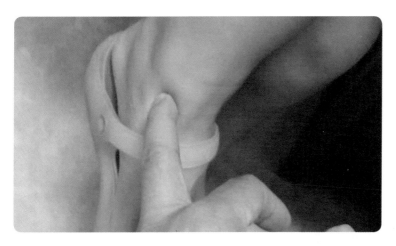

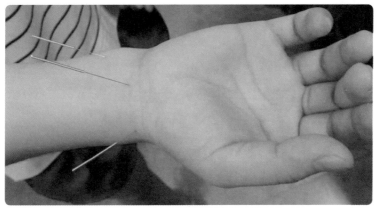

按语：

患者疼痛范围比较广，涉及的经络比较多，我一般先从最痛处所对应的经络来着手求同气，每针1针，即了解病情的变化，如果针对了，效果往往是立竿见影的。

再仔细检查痛处，你可能会发现，原来按压不那么疼痛的地方变得明显了，可能是原来被掩盖了，浮现出来后，再辨经络，再求同气，再治疗，一步一步，病痛就一点一点消失了。

在治疗过程中，有可能会出现某处疼痛加重的情况，此时作为医者，不要觉得内针不行，而是努力去找同气，要反思，重新按"三二一"的法则来进行治疗，要有耐心，对内针要有信心，多数是有效的。

针对症状治疗前要对病情进行评估，明确病情严重程度，如外伤性的疼痛要注意骨折的可能，必要时拍X片等，如果有骨折，应按相关要求处理！

附录 1：内针学习思考

一、关于"信印"的思考

"信印"两个字是我第二遍看《黄帝内针》"口耳传承"时印象特别深刻的一个关键词。师承最重要的就是在徒弟的心中建立起对一门学科、流派的"信印"。

想起自己以前本科学中医时，如果老师在讲台上讲一个治疗案例疗效很好，很神奇时，大多数同学心中会默默说"吹牛的吧""个案"之类，总之不太相信。想想也不能怪学生，没有亲身经历的事情，人们不会轻易相信。

就如学过内针后的我，在自己的微信公众号上分享一些疗效很好的案例时，同行们很多直接忽略，个别还会直接批判。而一直在门诊跟诊的学生就会有完全不一样的态度，首先是惊奇，然后想办法用学过的知识去解释，解释不通后，就接触学习内针理论。而临证老师的一个个疗效很好的案例，让他慢慢坚信了。

信是信心。虽说师者传道授业，而道其实不可传，可传不是道。《中庸》曰："道不可须臾离，可离非道！"道从来不离我们，不存在传与不传。可传者信也！有信无信，天壤之别！

印是印证。每一个鲜活的案例就是印证，而印证往往需要亲历才能形成，这或许是如今中医院校学生 5 年本科毕业时，大多数学生还无法建立牢固中医信念的主要原因，因为跟师实践太少，即使是跟师或者实习，往往也是有一天没一天，跟这老师几次门诊，跟那老师几次门诊，而老师们门诊也忙，无法花时间讲解他的诊治思路，学生收获可想而知！印如何形成？

而我对于《黄帝内针》的信印又是如何来的呢？从我的学生身上得来的，是在实践中强化的！对于针灸能治病，有奇效，我已有亲身的体验，也一直在学习针灸，如董氏奇穴等，在临床也用一些，因为自己有强烈的愿望去提高自己的针灸水平，也就会在临床上用一些针灸的方法去辅助治疗一些疾病，也有机会让我的学生去扎针治疗一些失眠的患者。

2016 年 8 月，有一位南方医科大学针灸推拿专业的实习生来中西医结合医院跟诊，他曾参加过"全国中医药院校针灸推拿临床技能大赛"，还获过三等奖，我想他是科班出身的，会经常请教他一些针灸知识，久而久之，我就把扎针的活交给他去做，我也在观察患者的疗效。有几次，我发现他做的治疗疗效很好，我就问他当时取穴的思路是什么？他也不怎么能回答上来。有一次，在南方医院门诊，一个药房的同事找我看诊，说左手肘关节曲池穴附近疼痛，我就让他去扎针。

我看完一个患者后去看我同事，同事说好神奇，扎进去就不痛了。我再看，痛在左手曲池穴附近，学生扎的是右手曲池穴。这完全出乎我的意料，我见过我的老师们扎针多数都在痛处进针，或在同侧远处取穴。

患者又说左手三里穴附近还有疼痛。

我看学生用拇指在患者右手三里穴附近上下轻按求索，然后说："老师，我发现患者右手对应处皮下摸上去有硬结，你感觉一下？"我仔细摸了一下，确实有一个小硬结，按之患者有明显酸痛感。学生随即在此处扎了一针，询问患者，左手已无不适！神奇！下班后，我问学生为什么这样选穴，他说："左病治右，右病治左。"后来，我才慢慢知道，这是他在同有三和医道传承班上听刘力红老师讲的知识。

2016 年 11 月底，学生送我一本《黄帝内针》。当晚，我就开始看书，两天就看完了一遍。看书的过程中，很多地方让我惊喜，一心想到临床去验证。后来，在门诊都会有意无意地问患者，你有哪里痛吗？只要发现痛症患者，我就给他扎针，按照《黄帝内针》书上所说，严格遵守四总则"上病下治，下病上治；左病右治，右病左治；同气相求；阴阳倒换求"，发现疗效真就不一样了。

在一个个有神奇疗效的案例中，我找到了信心，我看到了印证，我选择了相信。于是在临床碰到疗效不好的患者时，我不会说内针不行，我想的是我没有学好，晚上回家第一件事就是翻看《黄帝内针》这本书，看看哪些地方我没有做好，没有考虑到！到我写这段文字时，我这本书至少已经看了 8 遍，"书读百遍，其义自见"。如果你也想学习内针，建议相信《黄帝内针》这本书，根据书中所讲，反复研习、思考、实践！

二、关于"三二一""同气"与"求阿是"的思考

"三二一"是《黄帝内针》第140页中提出的内针审穴要诀："三二一！由三退到二，由二退到一！一就一锤定音，一就一锤定针！"

"三"是三才、三焦，也包含经络——六经（六经既可属于三，其实也属于二，三而二之故六）。就是我用内针治疗时，首先要根据患处来确定病位是在上焦（天部）、中焦（人部）还是下焦（地部），确定四肢施针的部位。如左侧耳后部头痛。病在天部，治疗应该选择四肢的天部（腕踝关节附近）；到底要在腕踝关节附近哪条经上取穴呢？耳后主要有手少阳三焦经、足少阳胆经循行，则可明确应该要在少阳经上求同气。当然，亦有"六三二一"的说法，六特指六经（经络），三特指三焦（三才）。

"二"指的是阴阳！我们知道上下是阴阳、左右是阴阳……那么二的时候就是

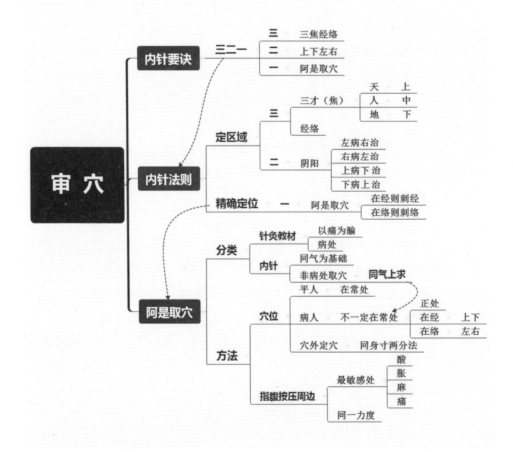

要辨别阴阳。同样是上面的案例，先辨左右，病在左侧，则治应在右，此时可以确定进针首选在右手腕关节附近或右足踝关节附近。

"一"指的是阿是。仍以上案为例，根据《黄帝内针》"头手足经络（同气）"，少阳经的天地人三部对应参照部位及穴位分别是：头两侧、足临泣和中渚。这时，我们首选的穴位就锁定了右手背的中渚穴和右足背的足临泣穴。

如果病证不在明确的穴位或经络线上，就要借用"穴外定穴"法了。穴外定穴依然按照四总则，只是要记住同身寸两分法，《黄帝内针》书中举了个例子："假设病证出现在阳溪穴和曲池穴连线的中点，那解溪穴至犊鼻穴连线的中点便是同气，于此处求阿是便八九不离十。"同气的穴位或同气点明确了，如何针对，就是如何确定"一"的问题了。

那么以右手中渚穴为例，在进针前，我们以右手中渚穴标准定位为中心，以拇指指腹不轻不重地按压穴位及周边区域，最敏感的地方（亦即最酸、麻、胀、痛之处）即中渚阿是穴，即下针之处！中渚阿是有可能是正处中渚，有可能在中渚上下，在上下皆为在经；有可能在左右（或内外），在左右即为在络。求阿是是针对的最后一步。

"同气相求，有求必应。""辨证实际上是明气，施治实际上是求同。"针后即要导引，了解病证的变化，来判定是否针对了。疗效好就是针对了，疗效不好，得反思整个"三二一"过程中是否有纰漏，然后及时调整。

三、"守神"与"内针导引"是内针高效的保证

《黄帝内针》中讲"上工守神，下工守形"。针道跟其他各行各业一样，粗守形，上守神，针道要达到一定高度，都要从守形上升到守神。

刚开始用内针时，对于守神没有多大的感觉，更多还是守形，严格按照《黄帝内针》中的"内针规范"来治疗，每取一穴都小心翼翼，有时还找出书来一一核对。

随着治疗用针的深入，感觉用针的灵活度高了很多，特别是"阴阳倒换求"的应用，让我有一点点出神入化的感觉，治疗选穴时更多了一些直觉，而且这些凭直觉找到的穴位绝大部分细想起来是符合四总则的，疗效也很棒！我想，这或许是我"守神"的结果，因为内心专注于解决患者的疾苦了。

对于"守神"，我感觉除了医者要守神外，患者如果在治疗过程中也能守神，心无旁骛，疗效往往会更好。想到这，我又想到了书末讲到的"内针导引"，其实在治

疗中，导引非常重要。《黄帝内针》中讲道："黄帝内针之所以法简效宏，与导引的参与不无关系。导引启中、用中，进而和合阴阳。"书中强调了医患之间的导引，即病与工的关系，提出医患相得是病愈的前提。医患相得，就是医生和患者要形成共同意识。而导引是形成共同意识的关键。进针后，作为医者，关注焦点不再是针处，而是患处，同时要用言语等方式引导患者也关注到患处这个焦点，留意关注病处的变化。

我在临证治疗时，治疗前会让患者详细描述病痛的位置、程度、性质等，先让患者将注意力集中到患处，进针前先告知患者留意进针后患处的一些变化，这些变化很可能是瞬间发生的。如果是痛症，我进针前往往先告诉患者我一会儿会数"一、二、三"，当我数到"三"时，他要做出平时让他最痛的动作或注意力集中留意痛处的变化，疼痛等不适极有可能马上减轻，甚至消失。定好位，当我数到"三"的同时，我快速进针，然后就询问患者此时此刻痛处有何变化。通过这种方式，我将患者的注意力集中到了患处，实现了医患相得。

这种进针方法还有一个好处是可以减轻患者对于针的惧怕，减轻进针疼痛，减少晕针的可能。这种方法是我在看《一针疗法》时学到的，用在此处，应该也不违背《黄帝内针》的法理。

四、用"空杯心态"来学习《黄帝内针》

空杯心态是一个心理学概念，象征意义是做事的前提是先要有好心态。如果想学到更多学问，先要把自己想象成"一个空着的杯子"，而不是骄傲自满。听朋友说，刚开始学习《黄帝内针》时，要用"空杯"的心态来学习，除了经络的循行与穴位的基本定位知识、六经辨证外，其他的脏腑辨证、穴位主治尽量不要用到内针诊治分析过程中来。否则容易产生一些困惑而难以相信内针的一些理论和概念，怀疑了，没有形成"信印"，就很难去实践，更容易放弃！

"空杯心态"并不是一味地否定过去，而是要怀着放空过去的一种态度，去融入新的环境，对待新的工作、新的事物。我赞同开始时要用空杯的状态去学习，这样更容易接受新的学术观点，也不容易产生很多的问题，对于加快学习是有帮助的，否则可能会因为怀疑而无法继续走下去。

但我认为，空杯并不是让你不去吸收接纳其他知识，不能用其他体系来解决问题。除了"空杯心态"，我还想到了"知识迁移"。知识迁移是学习效率提高的重要保证,是继承与发扬提高的前提,也是创新的基础。

一段时间学习后,我开始用黄帝内针的思想去解读分析其他理论中确实有效的案例,如看《一针疗法》,他的许多有效案例是左病治左,右病治右,我就想,下次我采取"左病治右,右病治左"来选穴效果可能会更好!另外,《一针疗法》中讲到随咳进针,我也觉得挺好的,至少可以减轻患者进针那一刻的疼痛。

学习黄帝内针的过程中,更多时候要用"空杯"的心态来学习,必要时可借鉴一下其他理论,我的习惯是如果要借鉴其他针灸流派的学术观点,就一定要能用黄帝内针的理论来解释时才会去使用。

五、内针与医缘:从做一个沙袋想起

学习《黄帝内针》近一年来,经常感受着内针的奇妙,看到患者针下病除时的不可思议、不敢相信,到反复确认病痛确实很快消退后的惊喜,作为医生,内心也有惊喜,更有感恩,感恩杨真海老师的传讲,感恩刘力红老师的整理,才有了《黄帝内针》这本书!

同时也感谢自己思维方式的革命与转变!自从学习使用思维导图并在南方医科大学开设选修课《思维导图下的学习革命》6 年多来,我发现自己的思路更加广阔,眼界更加宽广,更愿意去学习身边发生的新事物、新方法,让自己变得更加开放,更加包容,更有创新性。因为这种思想转变,才能有机缘接触到内针,才能去身体力行,否则哪有今天自己对于内针的理解与践行?

"医缘"两字,是在今晚偶然机缘帮助两个长期受病痛折磨的病友后回家的路上突然冒出的一个词。

傍晚时分,我因为要去做一个小沙袋用来强化练习手指的指力,来提高扎针时的速度与力道,到了南方医院家属区一个裁缝店。在等候的过程中,裁缝店大姐问我:"你是医生吗?"我说:"是的,一名中医。"于是她说她肩膀、腰疼痛了好多年了,看过很多医生了,效果不好,问我能不能治疗。

以前的我,肯定会说到南方医院找骨伤科、骨科或针灸科治疗。但每天在门诊都用内针治疗各种痛症的我,还是想试试。于是就跟她说周二、四下午可以到南方医院中医外科找我针灸一下,说不定就会好很多。

我看沙袋缝制还要一点时间,决定先回家一下。出门时,想着离家也近,一会儿还要下来打印材料、剪头发等,不如帮她在店里治疗一下先看看,省得人家跑到医院去了，就告诉大姐，一会儿我来帮她针一针看看。回家炖上汤后，看时间还要等1个小时，就拿上针灸针，先去打印店打印材料，然后到了店里，简单了解了一下病情。

　　裁缝店大姐主要是肩背痛，低头与抬头时受限，腰骶部疼痛，难以弯腰。

　　考虑是足太阳膀胱经、督脉经气不利，先针右手后溪穴，嘱低头、抬头，大姐诉颈项疼痛缓解。让她再弯腰，腰痛也有所缓解。按百会，酸胀明显，再针百会1针，腰痛基本消失。

　　患者又诉左肩胛处平时也会疼痛，活动不方便。

　　我说刚才扎在手上的那根针对肩痛也是有作用的，你试试动一动左肩，说不定已经好了。患者抬肩、活动左上肢，已然不痛了。

　　大姐很是开心，又说右足心麻木好几个月了。

　　我按了按右手劳宫穴，有明显酸胀，即针1针，患者脱鞋反复活动足部，告知足底已无麻木感。神奇！

　　针完我就先回家做晚饭了，告诉大姐，吃完饭我会下来给她拔针。

　　晚饭很简单，一个汤已煲好，再蒸上一笼玉米饺子，和女儿快速吃完了。吃完饭，我回到裁缝店，大姐说针后感觉很好，没有什么不舒服了。店里的另外几个店员也觉得疗效很好，说改天也要到门诊找我治疗，其中一个说改天带她妈妈来找我治疗。我拿上沙袋准备回家，刚到门口，外面走过来几个人，其中一位年龄六七十岁。店员介绍说是她妈妈，膝关节等处痛了几十年，改天带到医院去找我看看。

　　我想了想，才8点多，时间还早，一会我还要在附近理发，正好可以先扎上针，

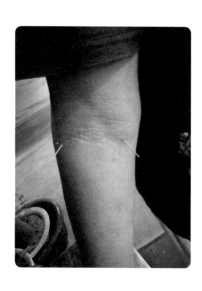

回头过来取针，可以方便老人家。我想这是缘分，碰到了，不如帮帮人家。

老人家诉双膝关节处疼痛几十年了，不能深蹲。仔细问诊，说是膝关节内侧偏中间位置疼痛比较明显。

考虑是足厥阴肝经经气不利，于是在右手肘关节横纹的曲泽穴（手厥阴心包经）按压，有明显酸痛，针 1 针，嘱患者活动膝关节，诉明显缓解。

但膝关节外侧膝眼附近疼痛，下蹲时明显。

考虑是足阳明经经气不利，即按右手曲池穴（手阳明大肠经），酸胀明显，即针 1 针，再活动关节时，明显舒服了。让她做深蹲的动作，已比较轻松。

老人家说深蹲时，双膝关节后面有紧绷感。

此为足太阳膀胱经经气不利，即在手太阳小肠经小海穴按压，也有明显酸痛，即针 1 针，再下蹲时，已无不适。

老人还说左肩部疼痛，检查痛以肩井（少阳经）为中心。

此为足少阳胆经经气不利，对应于右上肢的同气点为手少阳三焦经的外关穴，按压酸痛也明显，即针 1 针，再活动肩关节时，已无不适。

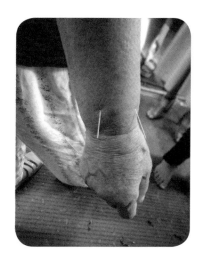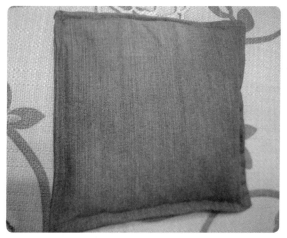

老人家疼痛的地方不少，又说腰骶部疼痛，弯腰时明显。

即针右手后溪 1 针，痛减，再针百会 1 针，痛消退更明显。

活动数次后，骶部正中仍有疼痛。

阳病治阴，针右手列缺 1 针以通任脉。多次活动腰后已无明显不适。留针。

理发回来，大约 35 分钟后，拔针，老人家已无明显不适。我想这是我和老人家的缘分吧，也是医缘。

　　两个患者的治疗我都没有收费，老板也没有收我做沙袋的钱！沙袋做得很漂亮！

　　在回家的路上，我又想起了今天上午南方医科大学中西医结合医院皮肤科门诊结束时的一个案例。当时已经是 12 点 10 分了，正要下班，这时走过来两位本院同事，其中一位是门诊办公室的小唐，她带着一位护士到我办公室，说："赖医生，你针灸止痛很厉害，能不能帮她针一下？"

　　这位护士左胁部痛了 3 天了，呼吸时特别痛！

　　想到一会扎上针后要留针 30 分钟，我让她换下工作服，一会儿让她自己拔针。快速了解她的病情：左胸胁延至前侧心胸部位疼痛，大约在第六七肋间附近，吸气时明显，左手活动时也疼痛。

　　赶着下班，也没有多想，就想到了"心胸内关谋"，痛处病位大致以足厥阴肝经和足少阳胆经循行部位为主，轻按患者右手内关穴，诉酸痛，告诉患者我数到"三"时咳嗽一声。数到三时，针入内关，患者咳一声后，即嘱其深呼吸，患者感觉很轻松，没有不适了。再动动左手，咦，痛不见了。我想，这也是缘分！

　　当然，若选择刺少阳经中焦天井穴（或外关穴），厥阴经中焦曲泽穴（或内关穴）更加中规中矩。

　　想一想，每一个来找医生看病的患者都与这个医生很有缘分。只不过，缘分深浅还是不一，药到病除，是缘分深，疗效欠佳是缘分浅吧。

　　很想告诉我的病友们那句经典的话：有时是治愈，常常是帮助，总是去安慰！对身边的医生包容一些，少计较一些，多一些鼓励，你会收获更多！

　　而作为医者，正念一发，所愿即成。解决每一个病痛的过程，就是医者修心的过程。正如《黄帝内针》第 149 页所说："黄帝内针的妙用在于守神，在于得神，而心为神之主……若能相得，则本标合一，所愿皆成。何能相得？医者必先发大慈恻忍之心，誓愿普救含灵之苦，外此，别无捷径。"内针打开了一扇门，让我感受到了更多的力量。

杨真海　　　　　　　　　　　　　　　　　　　　昨天 23:21
内针简单，但它一直在等候有缘人，觉悟的人，智慧的人。　　微信号：lmsys2013

如果你能看到这里，那么你我也一定有缘，哪怕是在虚拟的网络空间里。

写到这儿，我又想起了昨天和杨真海老师网络上的缘分！

昨天（2017 年 9 月 21 日）我发的一篇文章《伸舌不利 20 余年，一针除！》，居然得到了杨真海老师的赞赏，让我惊喜万分。

我于当天 23:09 给老师留言："谢谢杨师的赞赏与肯定，看到后让我受宠若惊。接触到《黄帝内针》这本书后，我像发现了一个新大陆似地爱上了内针，临床上用针越来越有自信，也确实解决了许多患者的病痛。学习一直在路上，我会一直努力，也渴望有机会能跟随杨师学习。分享时也挺怕误导他人，做得不好的地方，恳请老师批评指正。"

重新点开对话，发现昨晚 23:21 杨真海老师给我留了言："内针简单，但它一直在等候有缘人，觉悟的人，智慧的人。"

谢谢杨老师！

谢谢我的家人！

谢谢我的病友！

谢谢我的学生！

谢谢身边所有的朋友！

2017 年 9 月 22 日晚于广州南方医科大学

附录2：中医火针达人——赖梅生

（快问中医专访）

中医缘命中注定

"踏上中医这条路，是从稀里糊涂开始的。"赖医生笑着说道。高考稀里糊涂地填了志愿，然后机缘巧合被第一军医大学（南方医科大学的前身）录取，这一切在他看来都是"命中注定"。

大学本科毕业后，赖医生被分配到了云南部队医院。这期间的经历影响了他后来的发展方向，那时他发现当地的皮肤病患者比较多，就利用业余时间钻研皮肤病的治疗方法，当时患者的回馈极大地鼓舞了他，研究皮肤病的热情被点燃后便一发不可收拾。

求学求知的渴望，让他在工作两年后选择了继续读研，并顺利成为南方医科大学杨柳教授的研究生，从此皮肤病成为主攻方向。乐于研究、勤于实践的他更是顺利考到广州中医药大学继续攻读中医学博士学位，毕业后进入南方医科大学继续从事中医教育。

从一开始的"稀里糊涂"，到如今的"深深热爱"，这一切不仅仅是赖医生与中医的不解之缘，更是中医神奇的魅力在不断吸引着他。

火针·机缘巧合

不少人一定对火针很陌生，其实它是传统针灸疗法中的一种。不同之处是火针是用火烧红的针迅速刺入穴内，达到治疗疾病的一种方法。早在《灵枢·官针》中就记载了"焠刺者，刺燔针则取痹也"。《伤寒论》中也论述了火针的适应证和不宜用火针医治的病候。

火针治疗疾病的原理主要是通过刺激局部邪气所犯之处，发挥经络的传导和调整作用，直接激发经气，鼓舞气血运行，温通阳气，起到温经散寒、祛风化湿、活血通络、扶正祛邪、以热引热、行气散毒的作用，使瘤疾顽症得以治疗，借火力开门驱邪，升阳开痹，使毒热外泄。

赖医生与火针的第一次相遇纯属偶然，在做课题研究期间，他看到同行在用火针治疗痤疮，觉得很神奇。回家后便立马查资料、学习、摸索、实操，发现火针运用于皮肤病治疗有非常好的疗效。

经过学习研究熟练掌握火针技巧后，赖医生运用拿手的火针，克服了一个又一个病种，不断寻求疾病最好的治疗方案，总结经验，很快便形成了自己的火针特色！随后为了培养更多会火针的皮肤科医生，他开始举办火针培训班，到 2017 年 8 月，已成功举办 8 期，培养了近百名专业人才。诚然，一个人要想在某个领域获得成功，除了努力，还要多一份钻研与创新的精神，赖医生便是这样一个人。

火针·疗效见真章

火针会不会留疤痕？谁也不想在脸上留下难看的印记！"用火针不会留印，但是有些病本身会留下疤痕"，赖医生很坚定地说，"因为疾病破坏了真皮层，所以会留疤。而用火针的目的是加快病灶愈合，一般用火针留下的疤会比不用火针小很多。如果用火针及时处理，炎症消退快，还有可能不会留疤"。

火针对一些疾病的治疗效果实在是太好了！曾经有位白头粉刺的患者找到赖医生，当时患者脸部皮肤非常糟糕，光一边脸就有三四百个白头粉刺，吃药根本不能改善症状，因为白头粉刺里有脂肪栓等物质出不来。赖医生用火针治疗，加上中药调理后，患者恢复得很快。还有带状疱疹，急性期做火针治疗，好得快，效果更好，还有……

一个个火针治愈患者的成功案例，更加坚定了赖医生对火针执着的热爱。

跳出思维定式

大家都知道红斑狼疮在医学界暂时无法根治，需要反复治疗控制住病情。曾经有个得了红斑狼疮、看了不少医生的患者找赖医生看病，他发现患者大夏天穿着很厚的衣服来看病，这对于一个女孩子来说是件非常奇怪的事，通过详细询问后，发现患者冬天非常怕冷，痛经，口干，喜欢喝热水，据此他判断患者根本不是阴虚火旺，而是阳虚、冲任虚寒。为此他把患者原来的方子换成了温经汤，并嘱咐患者若药后感觉可以，就再来找他。三天后患者复诊直呼好舒服，考虑到红斑狼疮疾病的特殊性，赖医生建议患者以看西医为主，中医调理为辅。从此这个患者一直找他看病调理。

很多医生认为红斑狼疮就是阴虚火旺，其实这是一个思维定式。"我们不能单纯地依据表象简单地认为患者就是阴虚，稍微多问一句患者喜欢喝冷水还是热水，就能大致鉴别出来。"

还有广东人一上火、长痘痘就喜欢喝点凉茶，其实这样也是不对的。因为没有辨清自己是实火还是虚火的情况下贸然喝凉茶很容易喝出问题来。现在大部分上火的人是虚火导致，喝凉茶可能会适得其反。

现代人虚火多见，实火少见，赖医生认为，一是长期进食生冷、寒凉食物，如冷饮、凉茶、冰冻啤酒等；二是晚睡熬夜，耗伤津液，阳气不藏则浮越于上于表，阳气收藏无力，久则肾阳亏虚；三是夏季空调长伴，冷饮相随，寒邪极易中伤脾肾之阳；四是睡懒觉，少运动，致阳气升发无力。痤疮、咽喉炎、便秘这些都有可能是虚火导致。

不要因为表象而轻易下结论，跳出思维定式，你会发现很多问题迎刃而解。

勤学善思·温故而知新

从医近20年，赖医生依旧保持勤学善思的学习热情，时常对中医知识温故而知新。"以往学过的知识，每读一次都会有新的收获。自己知道还有不足之处，只有反复地学习，面到患者的时候，才能更精练地立定处方，治疗效果才会更好"，赖医生谦虚道，"去年治疗很多慢性过敏性疾病，比如慢性荨麻疹、脂溢性皮炎、神经性皮炎，经常用乌梅丸这个方子。这是个治疗寒热错杂的方子，现在好多人是寒热错杂的病症，包括痘痘也是，脸上虽然长痘痘，但身体是寒的。现在门诊有五分之一的患者我常用乌梅丸方加减，这也是在反复的学习中发现的，原来这个治疗内科病的方子，用到皮肤病方面来，效果也是很好"。

附录 3：三焦（才）经络同气穴位参照表

经络		天部（上焦）				人部（中焦）			地部（下焦）	
		腕踝颈项*	头#	鸠尾-天突	肩部 天宗（胸1-7）	肘膝腹背	腰部	鸠尾-神阙	肩胯	腰1-腰5
太阳	小肠	阳谷	后溪	一	支正 / 天宗（胸1-7）	小海		小海	肩贞	一
	膀胱	昆仑	申脉	一	附阳	委中		委中	承扶	一
阳明	大肠	阳溪	合谷	偏历	肩髃	曲池		曲池	肩髃	阳溪
	胃	解溪	陷谷	下巨虚	一	犊鼻		足三里	髀关	解溪
少阳	三焦	阳池	中渚	外关	肩髎	天井	天井**	一	肩髎	阳池/中渚
	胆	丘墟	足临泣	悬钟	一	膝阳关	阳陵泉**	阳陵泉**	环跳	丘墟/足临泣
太阴	肺	太渊	一	经渠	肩前（云门/中府）	尺泽		尺泽	肩髃前二横指	太渊
	脾	商丘	一	三阴交	一	内膝眼		阴陵泉	冲门	商丘
少阴	心	神门	一	通里	一	少海		少海	极泉	通里
	肾	太溪	一	三阴交	一	阴谷		阴谷	长强穴旁 0.5 寸	太溪
厥阴	心包	大陵	劳宫	内关	一	曲泽		曲泽	腰前大筋	大陵
	肝	中封	太冲	三阴交	一	曲泉		曲泉	阴廉	中封
任脉	手太阴肺经	列缺								
	足少阴肾经	照海								
督脉	手太阳小肠经	后溪								
	足太阳膀胱经	申脉								
带脉	手少阳三焦经	外关								
	足少阳胆经	足临泣								
阴维	手厥阴心包经	内关								

备注（根据《黄帝内针》第 104～136 页整理）

* 颈项：督脉—大椎；任脉：廉泉—天突；太阳：天柱—大杼；少阳：风池、翳风—肩井；阳明：人迎—缺盆

\# 头：头顶（百会）—厥阴；面额—阳明，头—太阳，头两侧—少阳

** 腰部（胸 12—腰 1）要结合少阳同气，求天井、阳陵泉

红色字体穴位为"精减版 36 穴"